0到100岁的

经络芳疗

黄惠琦·李姿颖 著

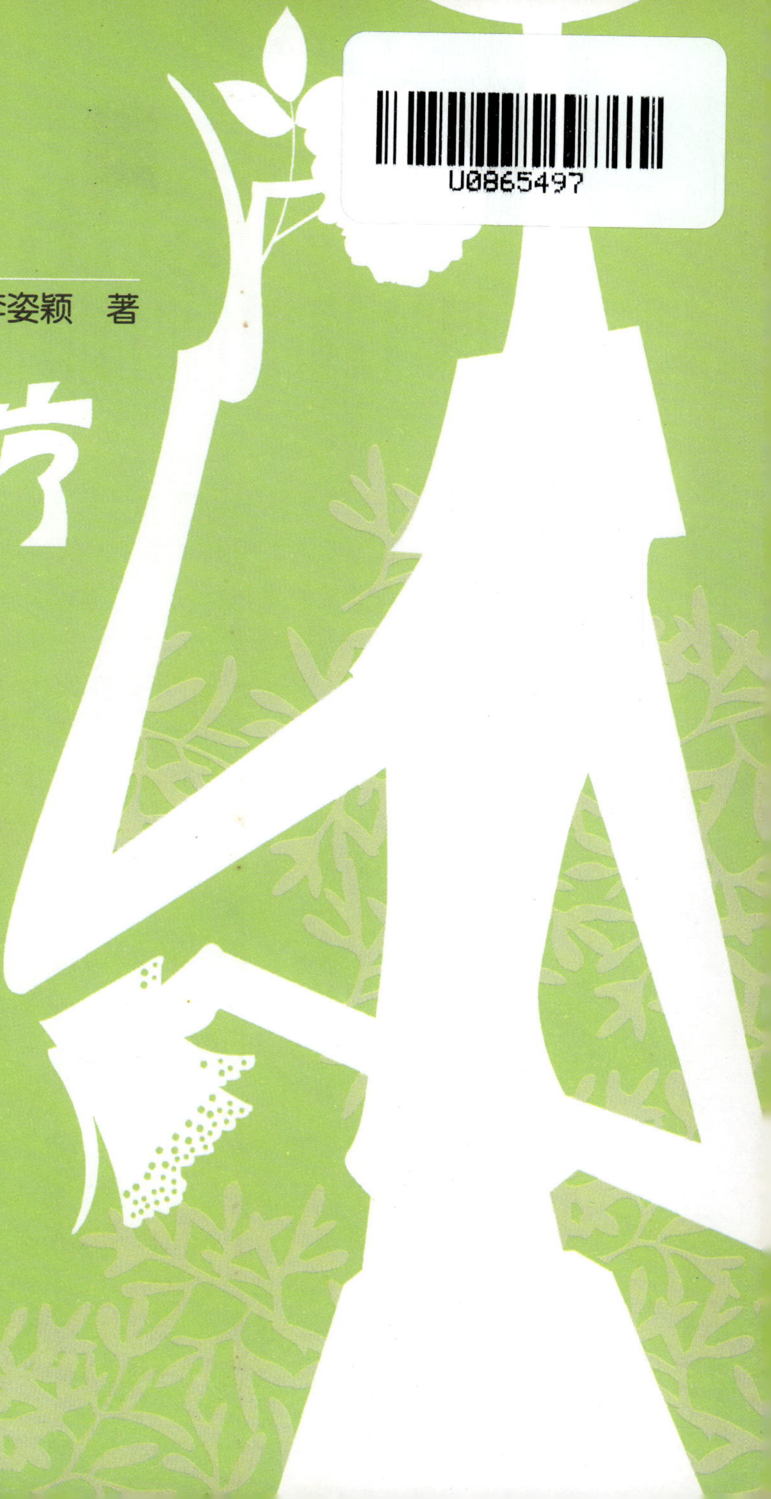

推荐序

窥出芳疗的奥妙

大约在 4 万年前，人类已经知道精油。经过这么多年的发展，由于人们大量使用化学制品，几乎被遗忘的精油，近来又开始再度受到人们的重视，并相继被开发且证实有更美好的未来发展。作者尝试让我们从这本书中回顾与体验精油发展的种种，内含历史文化、实务经验的阐述；关照的范围跨及不仅是爱美的女士们，男士、儿童也都在列，更进一步让我们顺利来到芳香疗法世界的用意是相当明显的。

所有的植物都能提供精油吗？不，在现存的数百万种植物中，只有部分植物能制造出精油，例如大米就无法产出精油。在数千种可以制造精油的植物中，也只有 150 ~ 200 种具有疗效。如何有效地运用这些被挑选出来的精油，进而享受到芳香疗法的精髓呢？借由两位作者 20 年来未间断的实务指导与顾问互动，加上芳疗理论实践者李姿颖小姐用心的调查研究以及搜集上千种精油临床案例的比较，共同以巧妙的语言与丰富的笔触娓娓道来，读者必能从此书中窥出芳疗之奥妙。

作者黄女士、李小姐在芳疗领域中默默耕耘 20 载，不仅熟悉芳疗实务之应用，更深深投入芳香精油理论、配方等的研究与认识。她们经常拜访英、法重要精油萃取厂及研发单位，与国内外相关专业人士观摩互动，除了吸取最新讯息及配方观念外，也相继累积了许多无价的宝贵经验。

同时，她们也精于整理相关的资料，整合理论与实务之精华，传授新知，广授学徒，在美容界陆续培植百位芳疗美容师。借由这么多的芳疗子弟兵，直接或间接地为千万芳疗爱用者，提供了最正确的芳香疗法新知、服务及最高级的享受。虽如此，黄女士、李小姐并不停歇，进而利用教学之空当，汇总对芳疗及精油之认知，殷切地为我们在养身保健领域，将芳香疗法的来龙去脉，提出一份系统性的介绍，一份对芳疗兼具深入见解和实用价值的引言，我们将从其中之实例说明看出作者的良苦用心。除了美容界的旧雨新知，相信为人父母、身为子女的你我，都将从这本实用书中获益良多。

芳香疗法中最重要的一种治疗方式便是透过接触疗法。这样的方式同时兼具生理及心理治疗的效果，通过温柔的按摩技巧，加上使用同时具有药物特性与心理治疗作用的植物精油来达成。芳香疗法不只能够改善情绪并平抚压力，还能够温和而有效地治愈许许多多生活中的小小病痛。

宝宝哭闹不想睡

青春不要“痘”留——荷尔蒙失调

消除腿部静脉曲张

没有五十肩，身心更愉悦！

失眠兼神经衰弱

我非常乐意撷取书中一二精华（如上），提供读者参考。若能协助大家在最短时间踏进芳香疗法世界之门，身为美容界无私无我的推广者之一，我祝福这两位值得尊敬的经络芳疗观念传播者——黄惠琦女士与李姿颖小姐，理念得以早日实现，进而提出更多经验传承与读者分享。

专业美容世界杂志社　社长

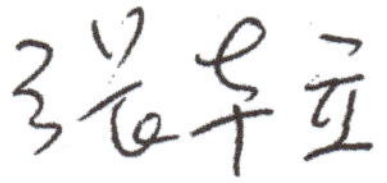

自序① 大地赐给我们的最佳礼物

追求美、追求健康是人的天性。个人从事美容工作将近二十年，每次看到充满期待的眼神和需求，心里就多一份压力与使命感。寻寻觅觅中，希望能够找到正确而有效的方法，在特别的机缘里，我体会到人体经络及大自然中的芳香精油所具有的独特疗愈效果。

在这许多年来，我几次走访不丹、尼泊尔、印度等古文明的国度，发现不丹是一个十分原始的国家，而这个国家的医疗需靠瑞士的红十字会来辅助。令人惊讶的是，在这些古文明的国度里的医生，他们的治疗配方竟是薰衣草胶囊。在印度随处可见医者带着精油的配方，沿路跋涉为一些患者作精油的按摩。在这些原始的国家，他们很长寿很健康，生病也用自然的方式，所以没有癌症，没有糖尿病，没有忧郁症。

我也接触过藏医疗法，在藏医疗法的理念中，人体是由“地、风、火、水、空气”这五大元素组合而成，也代表人体的骨头、心、肺、淋巴、肾、意识等，这与中医经络及精油是大地赐给地球最珍贵的礼物的观念，是不谋而合的。个人认为做一个芳疗工作者，要不断地为被治疗者找出最有效的方法，这是一个芳疗者的基本理念，我一直将它放在心里，不断为对方找出最有效的方式；而个人更认定，健康要由家庭成员们一起努力。

生活里不断产生的争执、贪念与忌妒，都会引起人的内分泌失调，造成人生理、心理上的压力。无名的老化及慢性病，即由此不知不觉、一点一滴地累积，芳香精油可使人在生活中提升生活品质、稳定情绪，使人际关系也会融洽，这对目前的商业社会而言是最好的礼物。

个人极愿将这些心得贡献给社会，企盼现代人类共同珍爱大地赐给我们的最佳礼物——经络精油芳疗。

黄惠婷

自序2 疾病防治+健身保养

在美容界服务的机缘下，我认识了黄惠琦老师，于是我的芳香之旅从此展开。从20种精油到100种精油，我总是自己涂涂抹抹，当扩大到一百个、一千个临床时，竟在芳香精油里已摸索了十年。从困惑到明了是一条长远的路，个人走到了澳洲只为了解植物精油的生态，又到法国探讨精油如何萃取，这段路让我成长。我和黄老师整理了许多临床数据事例和资料，只为将来把复杂的芳香精油疗法整理成一篇一篇有路可循的记录，让许多读者可成为芳香达人。

编写本书的想法得以成真，要归功于许多爱好芳香疗法好友的催促。由于她们的参与及投入，让我陆续验证并记录起香氛、精油与美容保健的互动成果。实际参与的体验结果也可以使人印象深刻，并从中学习。当然，关于疾病的相关应用与整理，参考引用老祖宗的本草书籍和国外药用植物学的指引就不能少了，不过汇总之后，总希望能以较简单的叙述说明，期望读者看了简单易懂。

近年来芳香疗法的推广，态势上颇有西方味，但深入了解后，才发现此原理并非全然是西方独创。在今日，仍然有许多古老地区或国家如印度、中亚及中国的药典中可以找到实践的例子。就以《本草纲目》为例，上面即收入近百种香料药材，具强劲香气，药性温和但是具有极佳的治疗效果。

在本书中，读者将不难发觉芳香精油及其相关产品，其关联范围广达化学、生理学，并与心理学、美学息息相关。香氛的应用不仅贡献于美容与生活品质的提升，在疾病防治与健身保养中也扮演了重要角色。尤其近来许多化妆品工业，特别强调产品内容的天然性、植物性，精油已成为新时代美容保健的趋势。当我们在充分享受精油之美时，更应珍惜得来不易的植物精华与大地的恩赐。

个人在本书的编写过程虽花费多时，然因能力尚有局限，经验还有不足，若有内容上的不协调，尚祈先进予以指教，不胜感激。

李姿颖

目录 CONTENTS

推荐序　窥出芳疗的奥炒

自序 1　大地赐给我们的最佳礼物

自序 2　疾病防治+健身保养

第一章　怀孕生产，更要宠爱自己！ ……… 001

PART 1　让你成为美丽妈咪的孕妇保养 ……… 002

PART 2　毛毛虫上身——妊娠纹 ……… 006

PART 3　宝贝妈咪的产后调理 ……… 008

PART 4　脱离产后忧郁症 ……… 010

第二章　珍爱宝宝 ……… 015

PART 1　宝宝哭闹不想睡 ……… 016

PART 2　小朋友肌肤滋润保养 ……… 018

PART 3　小宝贝发烧护理 ……… 019

第三章　荷尔蒙与青春期 ……… 023

PART 1　青春不要“痘”留——荷尔蒙失调 ……… 024

PART 2　女性生理期 ……… 030

第四章　青春永驻芳疗相助 ……… 035

PART 1　消除腿部静脉曲张 ……… 036

PART 2　教你对付讨厌的水肿 ……… 040

PART 3　美白与丰胸 ……… 042

第五章　中壮年保养 ……… 047

PART 1　失眠兼神经衰弱 ……… 048

PART 2　人人叫你“小心肝” ……… 054

PART 3　解决胃炎，工作效率更高 ……… 056

PART 4　腰酸背痛吗？ ……… 058

PART 5　没有五十肩，身心更愉悦 ……… 062

第六章　女人更要爱自己 ……… 067

PART 1　久站久坐，易惹蜂窝性组织炎 ……… 068

PART 2　子宫切除后还是完整的女人？ ……… 070

PART 3　卵巢囊肿影响婚姻？ ……… 074

PART 4　胸部纤维囊肿不是乳癌 ……… 076

第七章　外观与信心问题 ……… 079

PART 1　头发・眼睛与雄风 ……… 080

PART 2　淋巴阻塞造成的肥胖 ……… 084

PART 3　“椎”心之痛——骨刺 ……… 086

第八章　更年期不烦恼 ……… 089

PART 1　用智慧面对更年期 ……… 090

PART 2　脚骨虚软——类风湿关节炎 ……… 094

PART 3　私密地带的困扰——白带 ……… 098

第九章　健康活力更年轻 ……… 101

PART 1　抗骨质疏松增活力 ……… 102

PART 2　及早预防老化现象 ……… 104

PART 3　挺直腰杆不驼背 ……… 107

PART 4　改善颜面神经麻痹问题 ……… 110

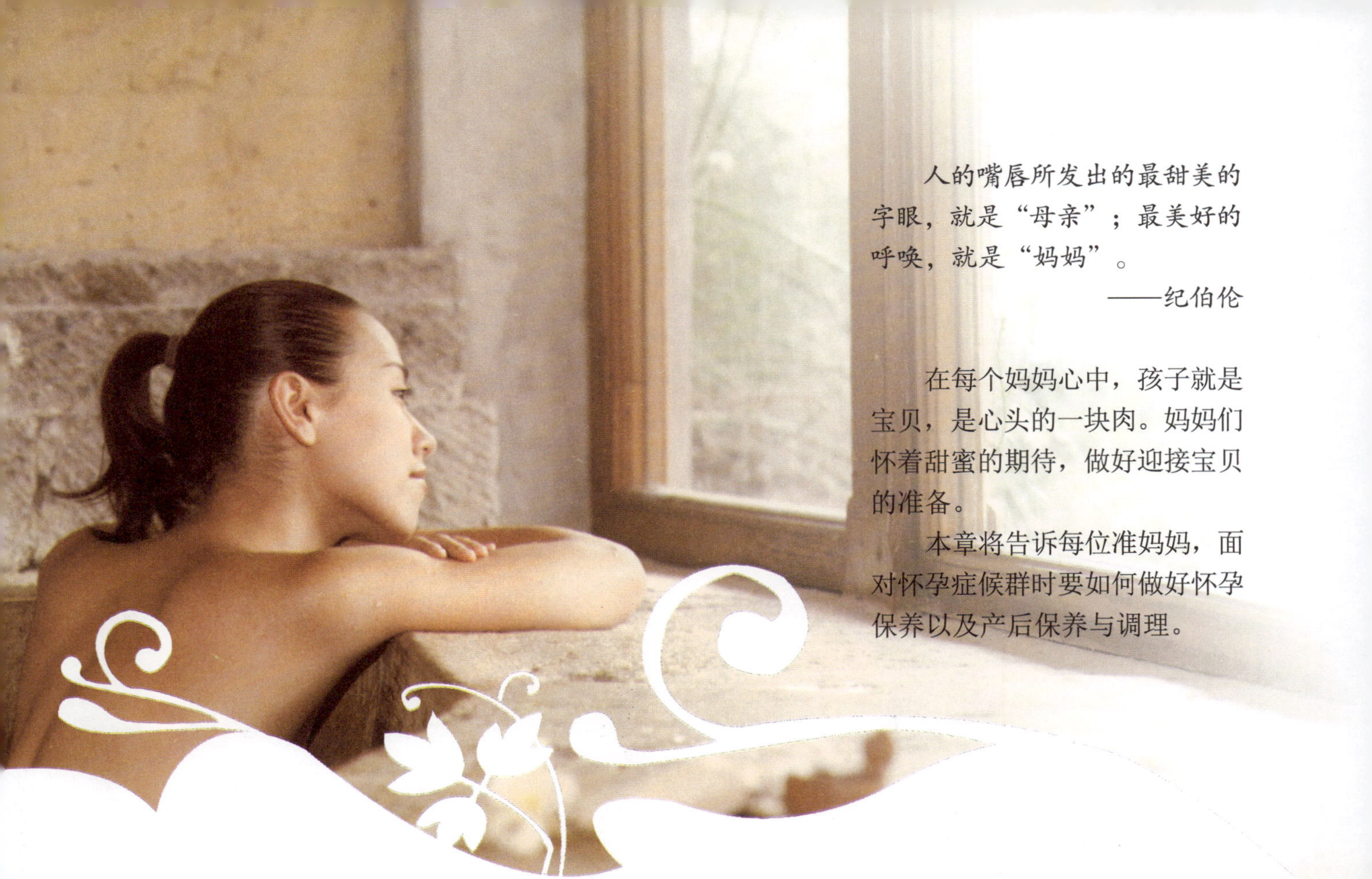

人的嘴唇所发出的最甜美的字眼，就是“母亲”；最美好的呼唤，就是“妈妈”。

——纪伯伦

在每个妈妈心中，孩子就是宝贝，是心头的一块肉。妈妈们怀着甜蜜的期待，做好迎接宝贝的准备。

本章将告诉每位准妈妈，面对怀孕症候群时要如何做好怀孕保养以及产后保养与调理。

第一章 怀孕生产，更要宠爱自己！

1. 让你成为美丽妈咪的孕妇保养
2. 毛毛虫上身——妊娠纹
3. 宝贝妈咪的产后调理
4. 脱离产后忧郁症

PART 1 让你成为美丽妈咪的孕妇保养

症状

腿部浮肿、长疮、青春痘、孕斑、雀斑。

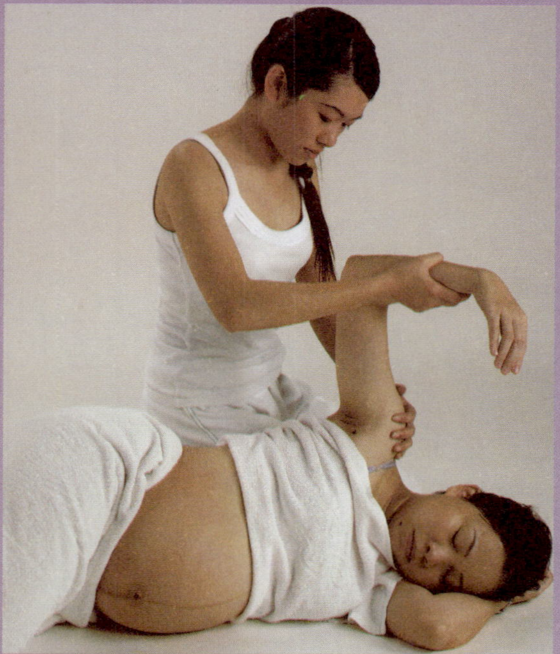

故事

吴小姐，26岁，美容业。爱美的她，最想当个时尚美丽的年轻妈妈，但是怀孕却带来腿部浮肿和腿压过大的症状，平常她最喜欢逛百货公司，但是双脚的不适感让她觉得举步维艰。

在朋友的推荐下她接受芳疗师的建议，使用天竺葵精油按摩于淋巴处，用丝柏精油施于小腿处，再用葡萄柚精油疏通胆经处，经过几次按摩后腿部已经消肿，不适感随之消去。芳疗师再建议她每日擦拭加入乳液的天竺葵、丝柏、葡萄柚精油，按摩揉捏于淋巴、小腿、侧胆经处，可以达到平日保养的效果。

现在，吴小姐解决了这项问题后，专心怀孕，享受当个美丽妈妈的喜悦。

专家观点 饮食均衡摄取各种营养，稳固身体基础，一切外在的保养才有作用。

足太阳膀胱经

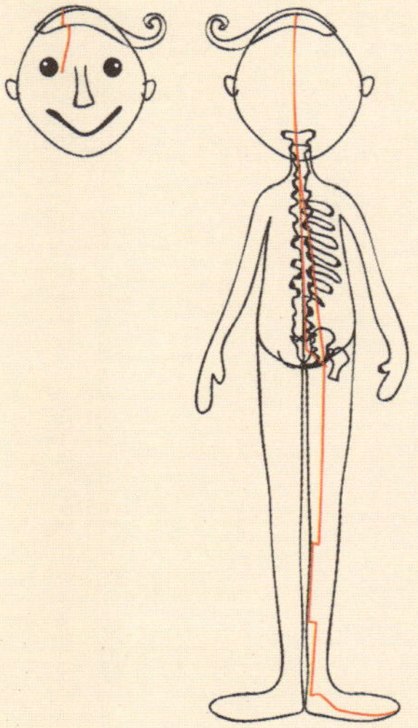

足阳明胃经

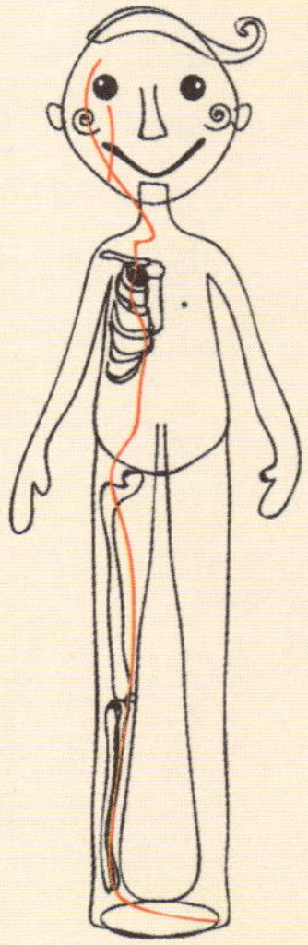

※经络按摩当中请以轻揉为主

肾经

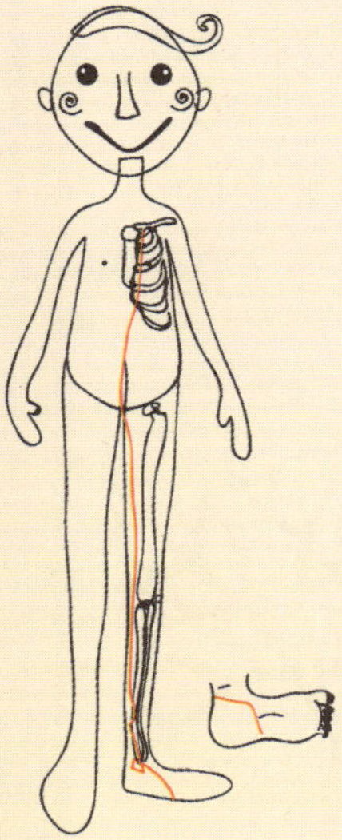

胆经

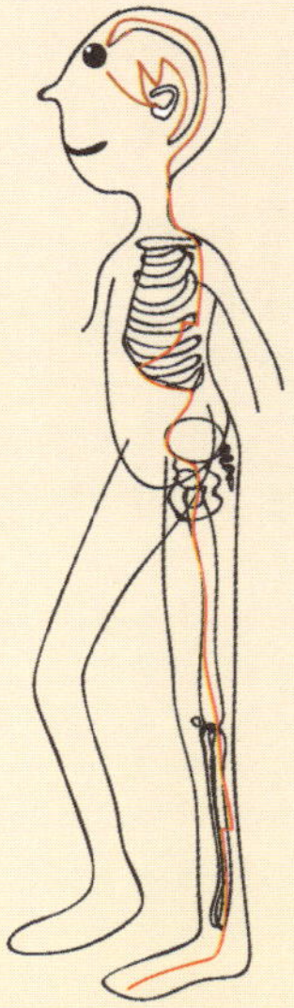

孕妇保养 使用精油

天竺葵

植物科属： 天竺葵属。

概　　述： 天竺葵是多年生植物，高60~90厘米，叶呈掌状，开粉红色小花，主要分布于非洲、欧洲。

萃取部位： 叶、茎。

主要成分： 香叶醇、香茅醇、薄荷酮、芳樟醇、苯乙醇。

功　　效：

1. 镇抚神经，提神醒脑，可纾解压力及忧闷的心情。
2. 可调整荷尔蒙系统、白带分泌并有利尿的功效。
3. 平衡皮脂分泌。

使用方式： 吸入、按摩、浸泡。

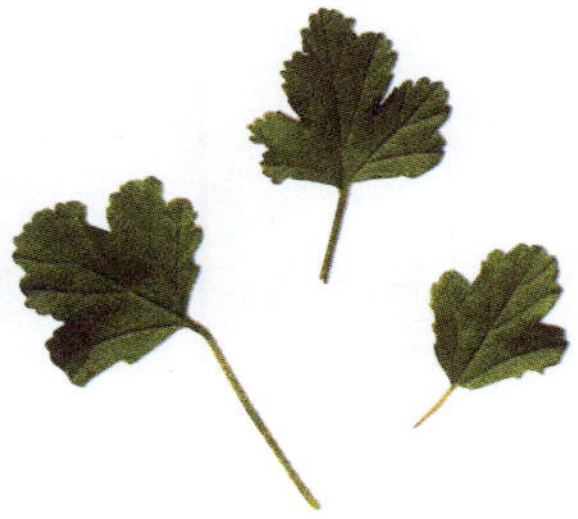

天竺葵 / 精油的用法

1 孕妇抽筋急救

当孕妇小腿抽筋时是非常不舒服的，这时可把脚浸泡在加了精油的热水中，在脚盘陷谷穴与脚底涌泉穴作轻轻推开的动作。

配　　方：

天竺葵精油 3 滴、姜精油 5 滴、紫苏精油 3 滴。

使用方法：

准备较深的桶倒入热水，滴入精油后泡脚即可。

2 孕妇舒眠按摩

睡前按摩也能增强免疫力，还能提高睡眠品质。

配　　方：

天竺葵精油、快乐鼠尾草、檀香精油各 3 滴。

使用方法：

按摩及泡澡用。

丝　柏

植物科属： 柏科，柏属。

概　　述： 原生长于地中海一带的树木。在希腊半岛，丝柏是花园及墓地里常见的景观。丝柏高大、带毬果，这种常绿树有着坚硬强韧的黄红树干，毬果呈棕灰色。

萃取部位： 树叶、毬果。

主要成分： 桧醇、糖醛、松油脂、樟烯。

功　　效：

1. 帮助集中注意力及调节神经系统的平衡。含木质香，有琥珀味，具安抚的作用，对喋喋不休、易怒的人非常有帮助，可舒缓愤怒的情绪。
2. 增进末梢血液循环功能、治疗蜂窝组织炎、除脚汗、治痔疮、舒缓肌肉疼痛。有利于伤口的愈合，对微血管破裂或静脉曲张有不错的效果。
3. 可调节经期，因此需避免在怀孕期间使用。对静脉曲张具疗效，使用时仅需在患部轻轻擦过即可。

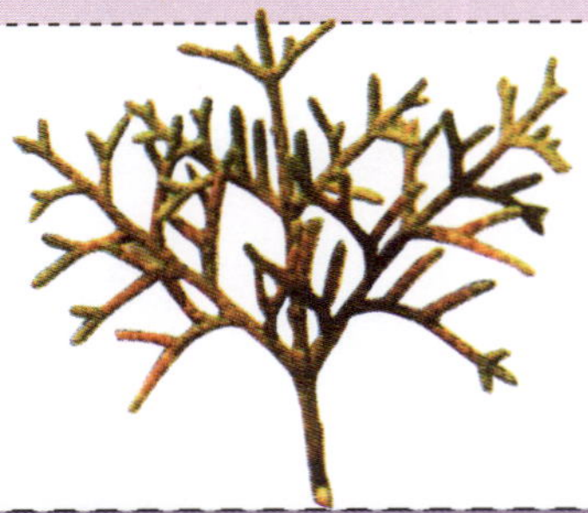

丝柏 / 精油的用法

1 孕妇舒缓怒气

孕妇感觉愤怒时，可使用熏香，让芳香分子减轻愤怒。

配方与使用方法：

丝柏精油 3 滴、依兰精油 5 滴、薰衣草精油 1 滴。

2 孕妇除脚臭

孕妇容易有脚汗、脚臭，来个足浴按摩，可减轻这种困扰。

配方与使用方法：

丝柏精油 3 滴、柠檬精油 2 滴、茶树精油 2 滴。

葡萄柚

植物科属： 芸香科，柑橘属。

概　　述： 这种树长着油亮的叶片，开白花，黄澄澄的果实悬挂于树枝，仿佛一大串压扁的葡萄。

萃取部位： 果皮。

主要成分： 芫荽醇、柠檬醛、柠檬烯

功　　效：

1. 能适时减轻压力，解除心理上的忧郁，并能振奋精神，增加自信心，在情感上能获得平衡，让头脑清晰。
2. 刺激淋巴排毒、促进新陈代谢、增强消化系统及肠胃能力。
3. 具收敛功能，适用于油性皮肤，可用来作消毒剂及治疗粉刺。

注意事项： 使用后避免曝晒，在强烈日光下，会刺激皮肤。

使用方式： 按摩、沐浴、熏蒸。

葡萄柚 / 精油的用法

1 排毒去脂小尖兵

针对身体里的毒素，不让身体一直感到沉重。

配方与使用方法：

葡萄柚精油 2 滴、薰衣草精油 1 滴、天竺葵精油 3 滴，可作按摩及泡澡使用。

2 帮助醒脑放松

在孕妇忙碌的一天中，葡萄柚精油可使头脑清晰，让你轻松面对任何挑战。

配方与使用方法：

葡萄柚精油 1 滴、薄荷精油 5 滴、迷迭香精油 3 滴，可在眉轮、心轮当中按摩作呼吸疗法。

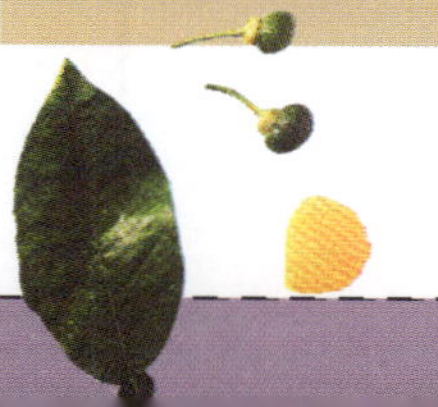

PART 2 毛毛虫上身——妊娠纹

症状

妊娠纹，腹部皮肤呈深褐纹路。

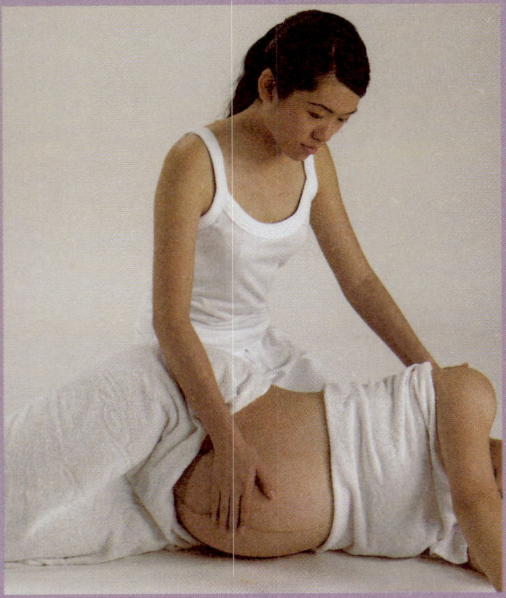

故事

江太太生完第一胎后，腹部有妊娠纹，看起来就像一堆毛毛虫攀附在身上一样，让她一直害怕再怀第二胎，可是听从芳疗师的建议后，江太太怀第二胎时从第三个月开始，就将纯荷荷巴精油（可加入乳液）涂抹按摩于身上。这一次就没有再增加任何新的妊娠纹，而且之前生第一胎的纹路也淡化了许多。

芳疗师还建议，平常的身体清洁可使用天竺葵、柠檬、葡萄柚等配方的芳香精油。怀孕6个月开始做乳腺按摩刺激，帮助乳腺疏通，减轻胀奶疼痛，最好多摄取维生素C补充维生素。

专家观点 皮肤科医师都同意，肌肤保养的基本在于均衡营养素的摄取，除了足量的蛋白质、脂肪、糖类外，一些特定的维生素、矿物质与肌肤的健康更息息相关。

妊娠纹 使用精油

柠 檬

植物科属： 芸香科，柑橘属。

概　　述： 产于地中海地区，柠檬是常绿小乔木，树高 5~6 米，春季开白色小花，冬季结果实。

萃取部位： 果实、叶、果皮、嫩枝。

主要成分： D-柠檬烯、柠檬醛、萜烯类、水茴香萜。

功　　效：

1. 清血及促进血液循环、降血压。
2. 刺激白血球，增强免疫系统。
3. 强力的防腐功效，对喉咙痛、咳嗽有舒缓功能。
4. 其 ANTIACID（制酸）性能可帮助胃肠消化。
5. 帮助肝、肾排除废物。
6. 舒缓头痛及神经痛、关节炎、风湿。
7. 去除皮肤老化死亡的细胞、抗角质化。
8. 特别适用于油性肌肤。
9. 抗皱纹、淡化黑斑。

使用方式： 吸入、按摩、沐浴。

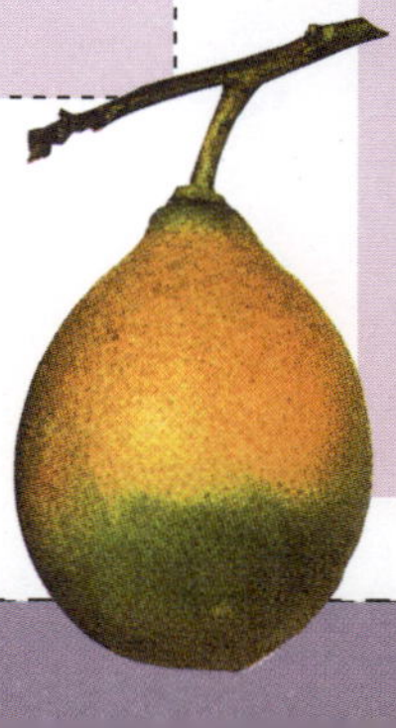

柠檬 / 精油的用法

1 给你好味道

口气难闻让人尴尬，使用精油漱口，让口气清新芬芳不再尴尬！

配　　方：

柠檬精油 5 滴、薄荷精油 2 滴、广藿香精油 3 滴。

使用方法：

熏香法。

2 准妈妈感冒必备良方

感冒初期，使用柠檬精油熏蒸，能减轻喉咙痛等症状。

配　　方：

柠檬精油 5 滴、没药精油 5 滴、榄香脂精油 3 滴。

使用方法：

按摩喉部。

PART 3 宝贝妈咪的产后调理

症状

腰酸、血液循环不良。

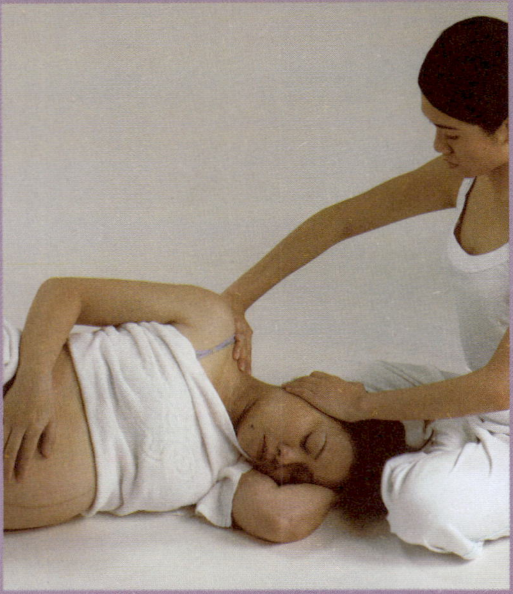

故事

44岁的张小姐是一名教师，因为生产后调理不顺，出现腰酸的状况，而且明显感到下半身循环不良，于是在芳疗师的建议下，使用西洋耆草、天竺葵、芹菜子、岩兰草精油、欧白芷配方按摩，现在腰酸的问题已经改善。

自古以来，中国人对产后的调理非常重视，认为这会影响日后身体的健康，强调产后一个月内需要多卧床休息，不宜外露吹风及受寒，且月内不可洗头、碰生水等；饮食方面则注重温热食补，忌讳生冷食物。一般产妇饮食有蛋白质过高、膳食纤维不足的现象，对过去普遍营养不良的产妇来说恰好可补一补，但对现在营养过剩、体重超重的产妇来说，则有害健康。

专家观点 选用鱼、肉类食物，除蛋白质、维生素B群丰富外，亦富有ε-3 脂肪酸，有助于吃母乳的婴儿的脑部发育，蔬果的供应亦含足够膳食纤维、矿物质、维生素C，让产妇吃得又营养又健康。

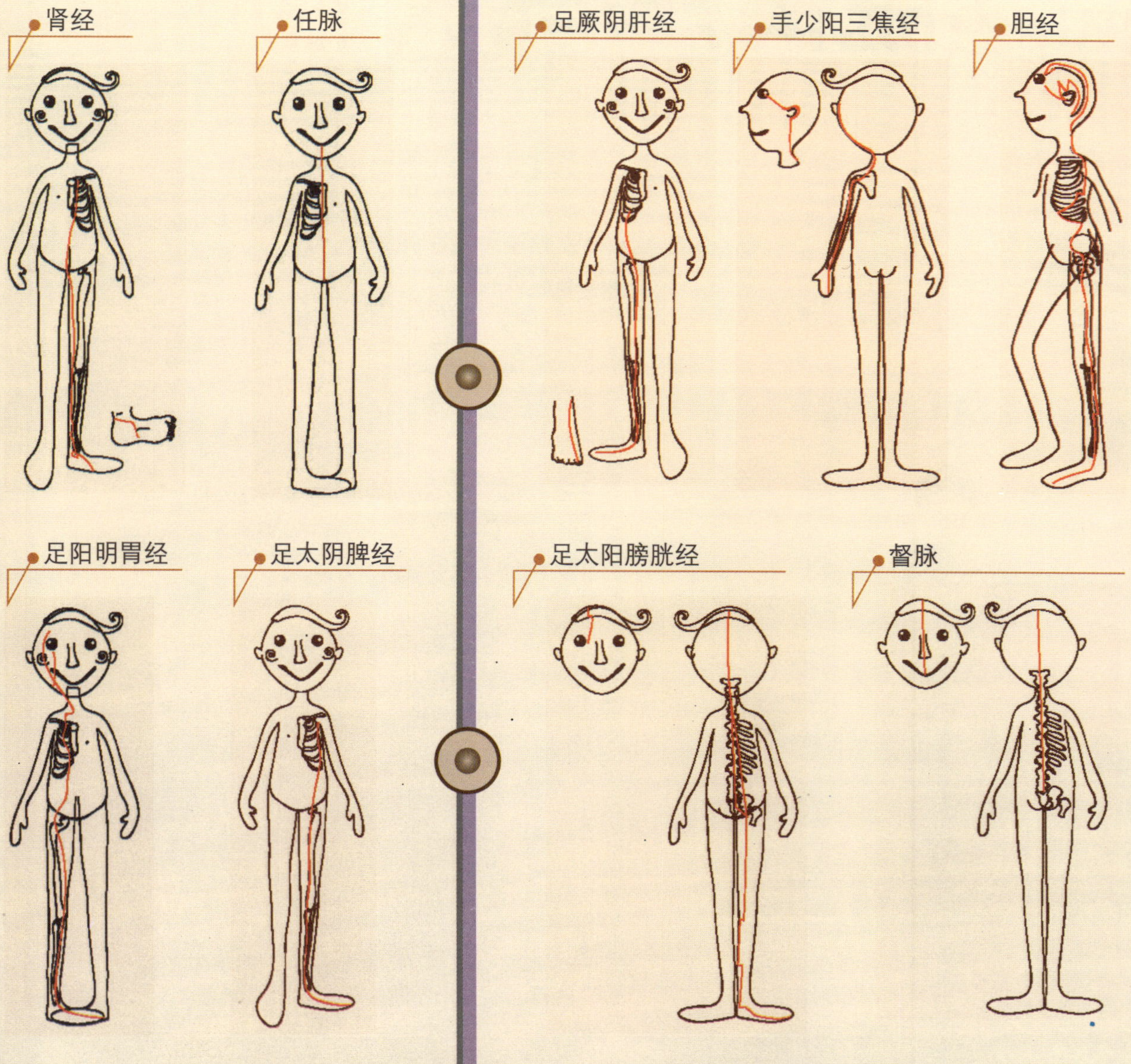

PART 4 脱离产后忧郁症

症状

躁郁、失眠、经期不稳、情绪不易控制。

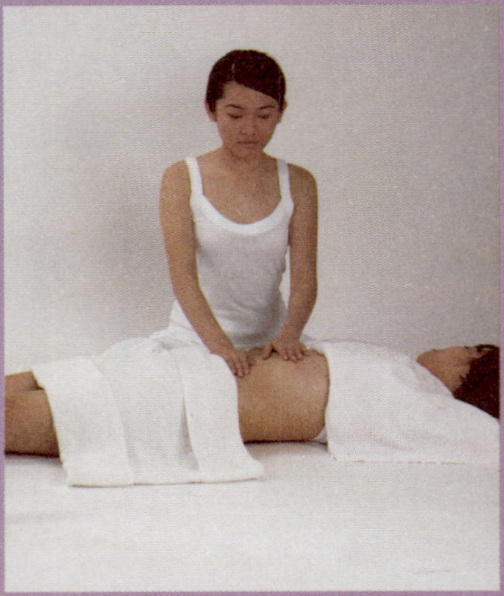

故事

生了宝宝的吴太太，因为产后肥胖问题，她变得躁郁、失眠，之后还出现经期不稳定的情况。在芳疗师的建议下，她每天饮用加入 5 滴保加利亚玫瑰精油的玫瑰水，用甘菊精油做头部抗压，西洋蓍草精油于生殖系统部位加强保养，再搭配天竺葵纯精油、玫瑰露等，用死海泥敷体，一个月连续敷体 2 次。平日在家，一周泡澡一次，加入 3 滴茴香精油、3 滴柠檬精油，再用死海晶盐在下半身做按摩揉捏，促进血液循环，排除体液滞留。

在保养过程中，吴太太前 2 个月失眠的状况已经改善，到第 4 个月时身体曲线雕塑成功，有明显效果，体重也下降了 6 千克，躁郁的问题也不药而愈，而且人际关系也变得比较好哦！

怀孕生子原本是充满欢欣和喜悦的，然而却有许多产妇在产后得了忧郁症。身为孕、产妇的你及其家人，应于产后做好身心调适，若有任何不适应寻找专业医生咨询、治疗。

相信许多人都会有一个共同的感觉，就是“怎么可能？”毕竟一般人的认知是，生儿育女是喜事一桩，怎么会产生忧郁症呢？而事实上由于产前产后内外在环境、心理生理现象的大改变，往往令产妇手足无措，犹如“新手上路”乱了阵脚，庞大的压力纷至沓来，终致承受不住而表现出了病态。

专家观点

有忧郁症的妇女，可能无法摄取足够的营养，也会因为作息不正常，加重生理的症状。这不但对孕妇本身有直接的影响，也间接对宝宝的发育产生不良影响。因此在必要的时候，接受适当的治疗，会减少不利的影响。

玫瑰

植物科属： 蔷薇科，蔷薇属。

概　　述： 玫瑰花精是最迷人最珍贵的精油之一，其炼制不易，一般约4~5吨玫瑰花才能提炼1千克珍贵宜人的玫瑰花精油。根据文献，公元前，波斯人已懂得蒸馏玫瑰花取得玫瑰水。

萃取部位： 花朵。

主要成分： 丁香酚、橙花醇。

功　　效：

1. 可以安抚郁闷、烦忧的心情，舒缓神经系统的压力。
2. 相当强烈的催情剂，可协助排除性功能障碍。
3. 适用于任何肌肤，特别是对干燥、过敏、发炎、微血管破裂的皮肤，能提供很好的滋养功能。
4. 能活化停滞的血液循环，对心脏颇有助益。
5. 对妇女疾病具有良好的调解作用。
6. 可去除多余的胆汁、强化胃部功能、治疗便秘和恶心。
7. 可强化淋巴系统功能，去除毒素，增强免疫力。

使用方式： 按摩、沐浴、熏蒸。

玫瑰 / 精油的用法

1 解救扁平公主

持之以恒使用保加利亚玫瑰精油，可以让原本扁平的胸部更加傲人挺拔！

配方与使用方法：

玫瑰精油5滴、欧白芷精油5滴、依兰精油5滴，每天睡前作旋转式的按摩，再从乳腺往乳头的方向作按摩。

2 释放压力解决忧郁

配方与使用方法：

玫瑰精油1滴、茉莉精油3滴、橙花精油2滴，每天滴在肚脐处并按摩。

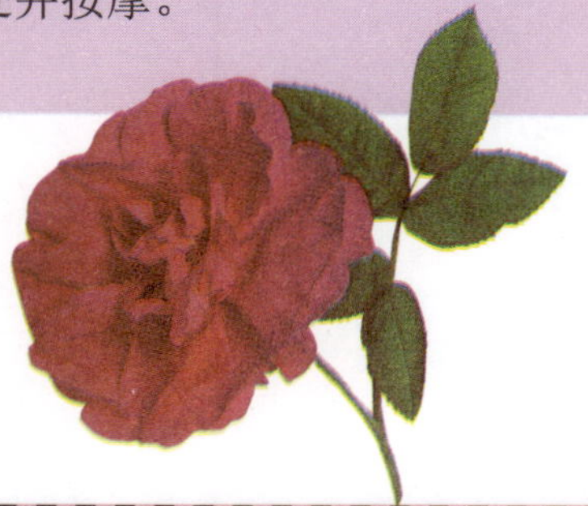

洋甘菊

植物科属： 菊科，黄春菊属。

概　　述： 原产于德国、法国和摩洛哥，约30厘米高，中心为黄色，其花状小，呈白色串状，如蕨类状的叶子。

萃取部位： 花朵。

主要成分： 甲基酪胺酸、小茴香醛、倍半萜一天蓝烟、甲基丙烯酸。

功　　效：

1. 具镇静及平抚情绪的效果。
2. 改善黄疸、膀胱炎及生殖泌尿系统之异常。
3. 减缓经痛、减轻更年期的不舒服症状。
4. 可缓和因神经紧张引起的疼痛，是神经系统的补药。
5. 能刺激白血球制造，抵御细菌，增加免疫系统能力。
6. 减轻忧虑、失眠，让心灵平静。
7. 适用于皮肤发红、干燥、发痒、过敏、溃疡及微血管破裂。

使用方式： 按摩、沐浴、熏蒸。

洋甘菊 / 精油的用法

1 排热舒缓过敏

镇静安抚敏感肌肤、减轻红肿发热。

配　　方：

德国洋甘菊精油2滴、薰衣草精油2滴、甘菊露5ml。

使用方法：

可稀释之后，冰敷于红肿的皮肤。

2 妇科疾病专用

如经期不顺、疼痛或各种发炎，都可以使用精油涂抹来舒缓。

配　　方：

杜松浆果精油2滴、西洋蓍草精油2滴、保加利亚玫瑰精油2滴。

使用方法：

每天睡前作腹部及臀部的按摩。

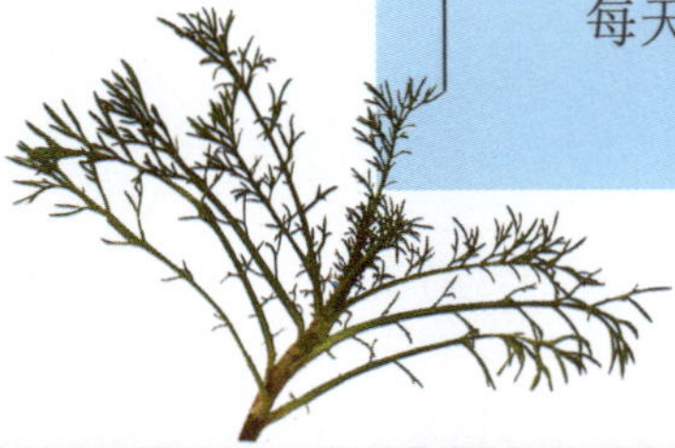

西洋蓍草

植物科属： 菊科，蓍属。

概　　述： 主要产于欧洲、西亚及北美。它可以长到90厘米，羽状叶，看起来像蕨类一般，粉红色与白色的花成束地长在它有菱有角的粗茎上。它也被叫做多叶钜草，显然是因为它羽状叶的外观而得名。

萃取部位： 灌木及开花的顶部。

主要成分： 柠檬烯、龙脑、桉油醇。

功　　效：

1. 情绪低落时可提供一些帮助。
2. 可改善不规则经期，其收敛的特性有助于止住腹泻，也可用来驱蚊。
3. 可平衡油性肌肤，治疗发炎伤口，刺激毛发生长，改善落发。

注意事项：

长时间使用会导致头疼，刺激敏感皮肤，不适合在怀孕期间使用。

使用方式： 按摩、沐浴、熏蒸。

西洋蓍草/精油的用法

1 血管的补品

配　　方：

欧白芷精油2滴、快乐鼠尾草精油2滴、西洋蓍草精油2滴。

使用方法：

是更年期妇女的骨质滋补，可擦在骨头从脊髓处直接吸收渗入。

2 关节痛良方

配　　方：

杜松精油5滴、迷迭香精油2滴、西洋蓍草精油5滴、月见草精油20ml。

使用方法：

用温和的按摩方式，在骨头关节疼痛处加以舒缓。

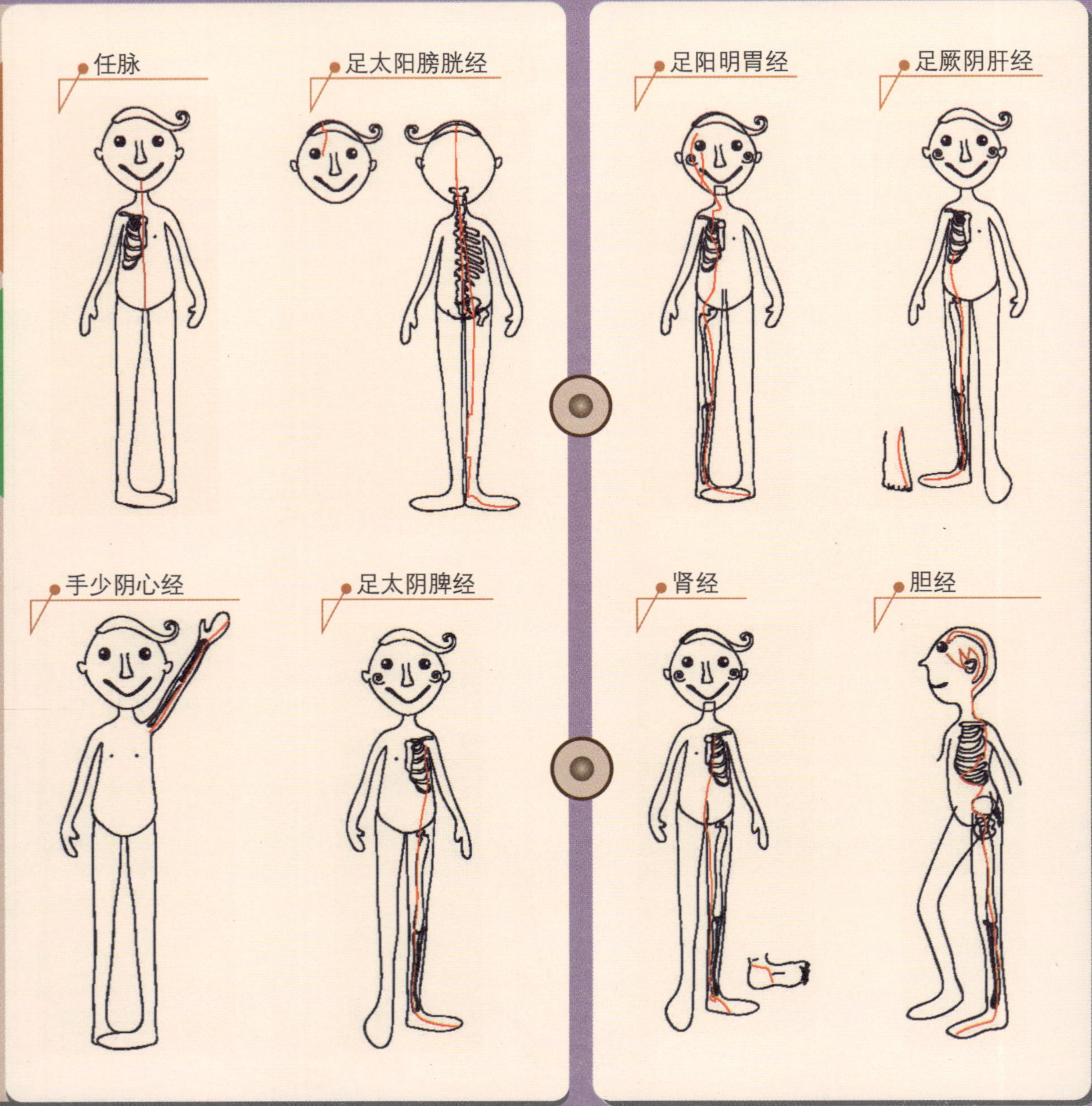
任脉
足太阳膀胱经
足阳明胃经
足厥阴肝经
手少阴心经
足太阴脾经
肾经
胆经

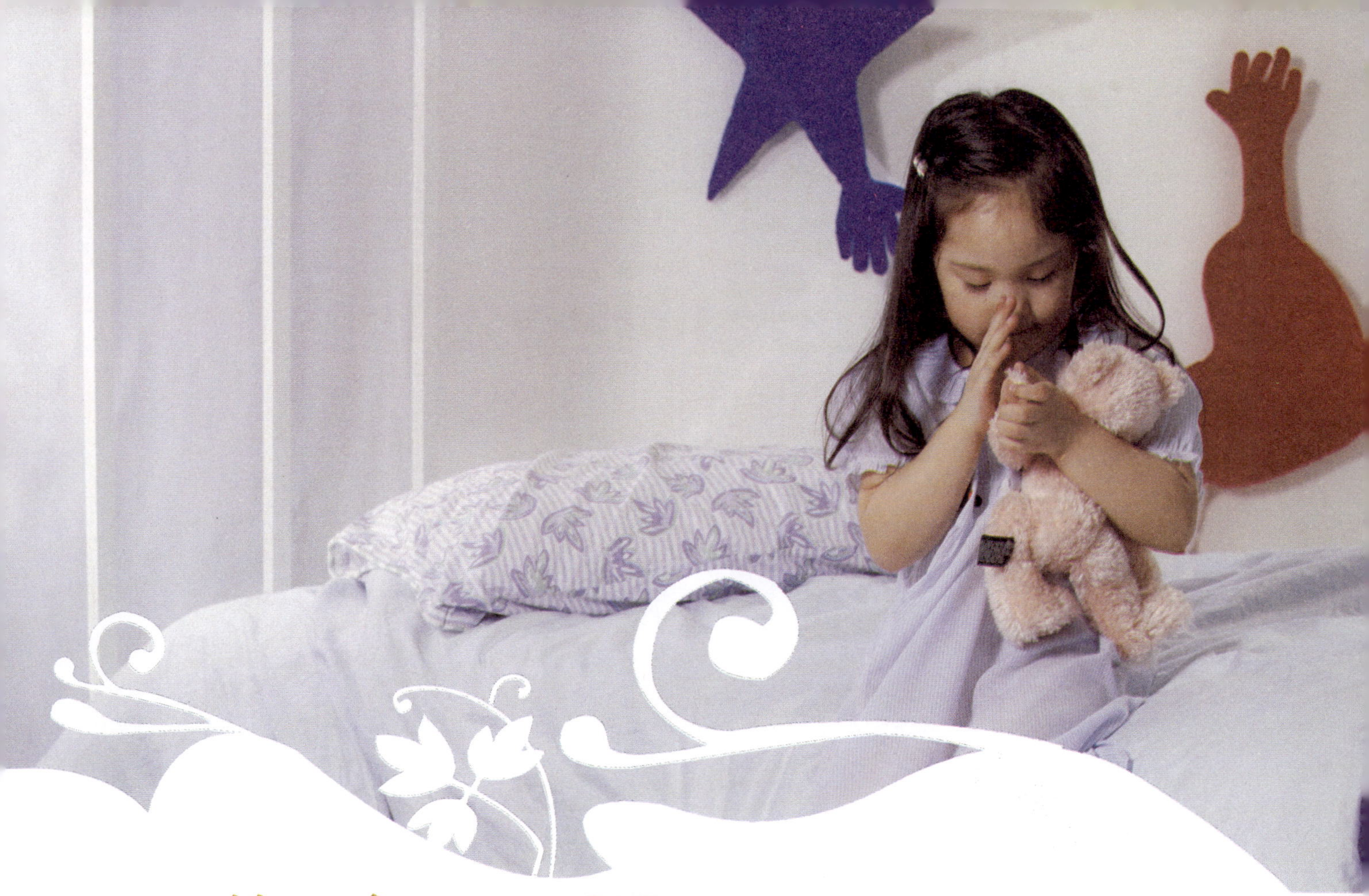

第二章 珍爱宝宝

1. 宝宝哭闹不想睡
2. 小朋友肌肤滋润保养
3. 小宝贝发烧护理

PART 1 宝宝哭闹不想睡

使用精油安眠熏香，提高空气中的含氧量，增加阴离子。

使用方式：点一滴精油在枕头上。

效　　果：

1）杀菌——使用尤加利、迷迭香精油。

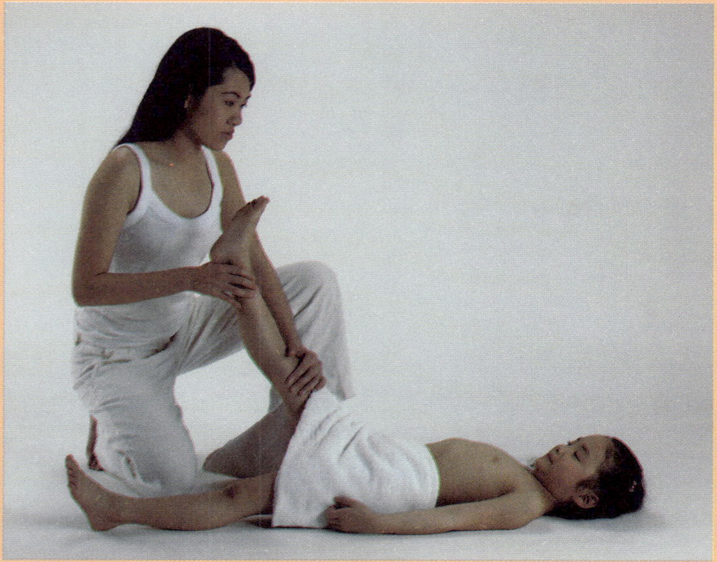

2）发烧——妈妈可用手摸宝宝肚子感受体温，使用薄荷精油、尤加利精油、基础油、葡萄籽精油各2滴（约5ml）。

宝宝按摩精油与穴位

0~6岁是幼儿学习的黄金关键期，如何提升幼儿的视觉、听觉、嗅觉、味觉、触觉及心觉的潜能，通过精油与穴位，帮孩子调理出好脑力，让学习更有效率，成为优质、聪明宝宝，增强抵抗力，促进消化吸收。

注意

在帮宝宝按摩时，室内温度的控制、空气的流通与否、冬天按摩对宝宝身体的保暖是否足够，这些都是家长需要特别留意的。

按摩油

按摩油有润滑的效果，在按摩的过程中不大会因为力道不均衡或因为肌肤太干燥而伤害到宝宝。

按摩油的选择，应以具有天然成分的为最好。例如有水果香味或天然植物成分的，婴儿可能会不小心将按摩油舔进嘴里，所以按摩油必须对人体无害。

可以用精油按摩吗?

在使用精油按摩时，精油的浓度要注意。幼儿肌肤相当敏感，浓度过高或是气味太刺鼻，可能造成孩子不适。

如何辨识按摩油是否适合宝宝?

将按摩油或精油滴 1~2 滴在孩子的手腕上，等待 10~20 分钟，若皮肤没有出现红肿或是其他不适时，就表示按摩油应该适合宝宝。

利用大浴巾或是毛毯防寒

浴巾和毛毯可让小宝宝躺卧，以便做按摩，避免让孩子在过程中受冻。

PART 2 小朋友肌肤滋润保养

小朋友的皮肤细嫩，有时冬天吹到冷风，两颊会出现裂痕，建议使用较低剂量的按摩油，可以保护滋润小朋友的细嫩皮肤喔！

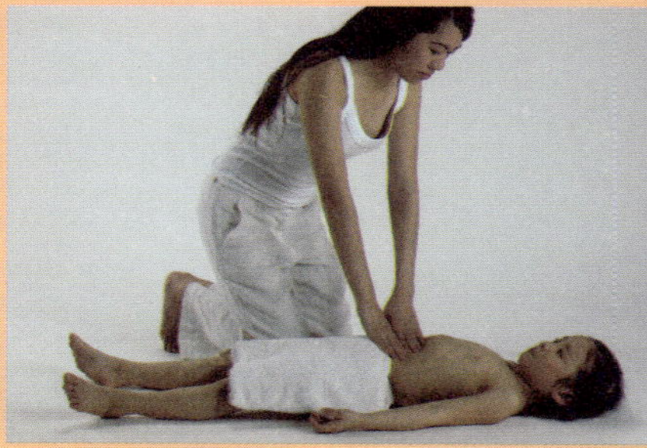

保养精油

月见草油 5ml+罗马洋甘菊精油 1 滴。

使用注意事项

■放在儿童拿不到的地方，最好采用深色玻璃瓶放置在阴凉处，并注意防尘、防异味，尤其是柠檬科植物的香精油对光、热会较为敏感，更应该妥善存放。

■目前国内进口的精油品质参差不齐，应选择可靠的品牌使用，勿随便乱使用精油。纯质精油需通过专业调配师详细解说后使用为宜。

精油的纯度相当高，除了少数的精油如薰衣草、洋甘菊外，未经稀释勿直接涂抹于皮肤上。此外应避免与眼睛接触，也不要直接对着瓶口闻，应用试纸沾闻以免伤害鼻膜。

■调配好的精油宜尽快用完，不用时请盖紧瓶盖，以免精油挥发。

■婴儿及小孩只能用薰衣草、罗马洋甘菊、柑橘等单方精油，一般使用量只需成人一半或三分之一的量即可，幼儿使用时需用甜杏仁基础油调和。

■万一精油不慎进入眼睛时，请用大量清水冲洗再送医院治疗。误服大量精油时，请先喝牛乳减缓精油吸收后，速送医院治疗。

PART 3 小宝贝发烧护理

发烧不但是身体感染的一项警讯，也是体内发热的表征。不论是感冒、着凉或是肠胃道、呼吸道、泌尿道等身体任何部位的感染发炎，若没有受到控制，体温就会预先发出警告，并以发烧的方式表现出来。

当小宝宝的体温不断上升，会影响脑部的体温调节中枢，严重时甚至会出现细胞脱水、体内器官功能失调等现象。

所以，除了对受感染的部位加以控制外，体温的调节也需要同步进行，某些具有散热、发汗功效的精油，就可以帮助降低体温、达到退烧的作用。

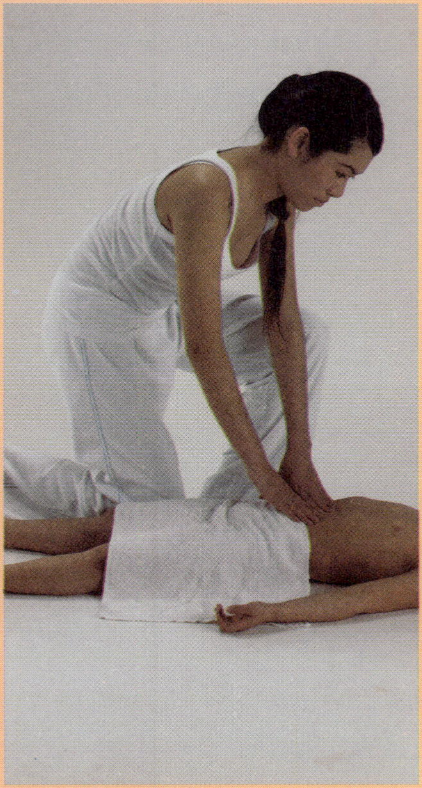

保养精油

■ 薄荷精油：

清凉降温，对于皮肤的发热、体内的发烧，采用薄荷湿敷发烧局部，按摩降温。

■ 茶树精油：

有抗菌、抗炎的作用，尤其是对原因不明的感染所造成的发烧，更有釜底抽薪之效。

■ 薰衣草精油：

用薰衣草精油泡澡或背部按摩，都可达到降温效果。

■ 绿花白千层精油：

对幼儿来说是安全温和的抗菌剂，能提升免疫力。

精油配方与使用方法

1. **冷敷降温：** 薄荷精油3滴、绿花白千层精油2滴、茶树精油1滴，加入37℃的温水中，浸湿毛巾敷在腋下或额头，一次敷约3分钟，来回大约敷个20分钟，可以使体温迅速散热，让人神清气爽。

2. **温水拭浴：** 配方与使用方法同上，但只限于擦拭颈部、背部、手臂、手、腋下等处，6岁以下儿童避免擦拭胸口，以免体温下降太快。

3. **加速排汗：** 薰衣草精油3~4滴，滴在水里泡澡，可以加速体内排汗，达到降温的效果。

小宝贝发烧 使用精油

茶树

植物科属： 桃金娘科。

概　　述： 常绿乔木，高约6尺，与丝柏相像，主要生长于澳洲。

萃取部位： 由叶子蒸馏取得精油。

主要成分： 松油醇、桉油醇、萜松油。

功　　效：

1. 强烈的防腐杀菌抗病毒功能，是处理香港脚、痤疮、烧伤、皮肤炎、疣肿、口角炎等皮肤疾病的良物。
2. 可增加免疫力对抗疾病。
3. 按摩头皮，克服头皮屑、掉头发问题。

使用方式： 按摩、沐浴。

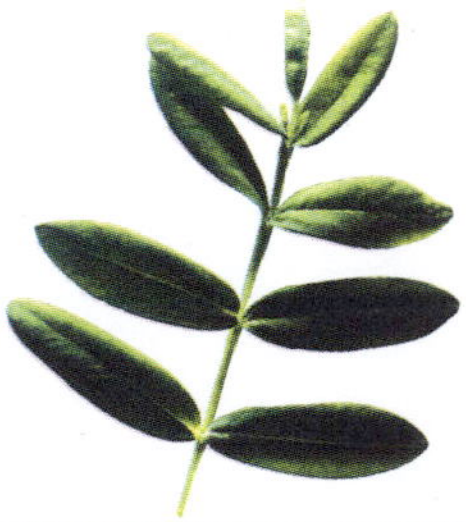

茶树/精油的用法

1 痘痘愈合、杀菌

长痘痘最怕化脓，茶树精油帮助痘痘愈合退肿！

配　　方：

茶树精油。

使用方法：

使用适量茶树精油直接涂抹在青春痘上，可以抗菌、愈合伤口。

2 对抗细菌感染

配　　方：

茶树精油4滴、佛手柑精油2滴。

使用方法：

当泌尿道遭霉菌感染时，可利用茶树精油坐浴。

薄 荷

植物科属： 唇形科，薄荷属。

概　　述： 世上的薄荷属植物有许多种，它们可在任何地区生长，主产地是美国，最好的薄荷产自英国。这种植物喜欢在潮湿的气候下生长，茎长约 90 厘米，毛茸茸的叶片呈锯齿状，开紫色的花穗。

萃取部位： 叶及花朵顶端。

主要成分： 香荆芥酚、薄荷脑醇。

功　　效：

1. 可安抚神经痛、风湿痛和肌肉疼痛。
2. 清凉的属性可安抚疲惫的心灵和沮丧的情绪。
3. 有效治疗消化方面的问题，包括消化不良、胃胀气、腹痛及各类恶心症状。
4. 可用于干咳、鼻窦充血、支气管炎的治疗，利肺。
5. 镇痛的功效，可减轻头痛、偏头痛和牙痛。
6. 舒缓发红和发炎的皮肤，例如晒伤。

使用方式： 按摩、熏蒸。

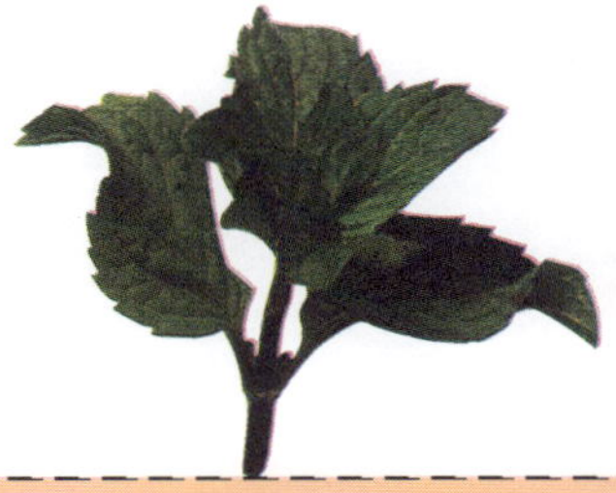

薄荷/精油的用法

1 利尿醒酒

可以解除醉醺醺的感觉。

配　　方：

薄荷精油 3 滴、佛手柑精油 5 滴、胡萝卜籽精油 3 滴。

使用方法：

喝酒前擦在肝脏的位置，可加强酒精的代谢。

2 呼吸道的感染

改善鼻子阻塞、流鼻涕的不适感！

配　　方：

橄香脂精油 1 滴、乳香精油 5 滴、绿花白千层精油 2 滴。

使用方法：

可放于手帕上吸入，也可在胸腔处涂抹。

薰衣草

植物科属： 唇形科，薰衣草属。

概　　述： 多年常绿灌木，原产于地中海地区，花冠呈紫或淡紫色，花上覆盖星形细毛，窄长的叶片呈灰绿色。

萃取部位： 花朵。

主要成分： 氧化物、薰衣草醇、萜烟。

功　　效：

1. 可以平衡中央神经系统及安抚稳定情绪。
2. 舒缓肌肉痉挛、呼吸道感染。
3. 减缓生理期的症状及疼痛。
4. 清脾降火、清肝解毒。
5. 帮助油脂消化、软化蜂巢组织。
6. 促进细胞再生，平衡皮脂分泌。
7. 对烧伤、晒伤具有愈合的作用。
8. 适合所有类型皮肤，恢复青春，养发。

使用方式： 熏蒸、吸入、按摩、沐浴。

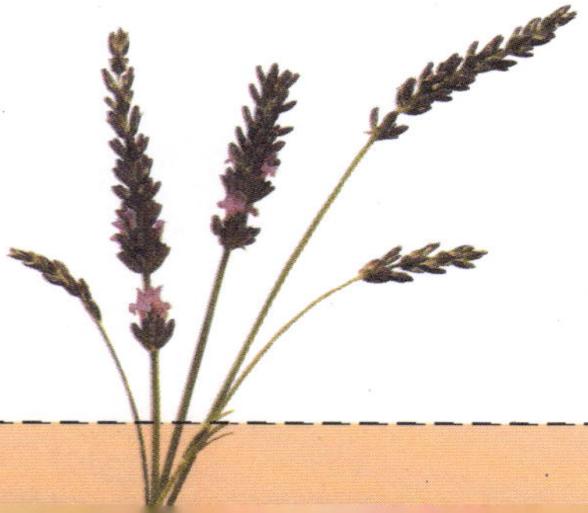

薰衣草 / 精油的用法

1 安神助眠，做个睡美人

舒缓偏头痛，镇静精神。

配　　方：

薰衣草精油 3 滴，檀香 5 滴。

使用方法：

洗澡时进行泡浴可放松自律神经，房间点熏灯。

2 明亮透人的皮肤

深层洁净、镇静安抚肌肤。

配　　方：

薰衣草精油 2~4 滴，洋甘菊精油 2 滴，橙花精油 2 滴。

使用方法：

可调配于晚霜里。

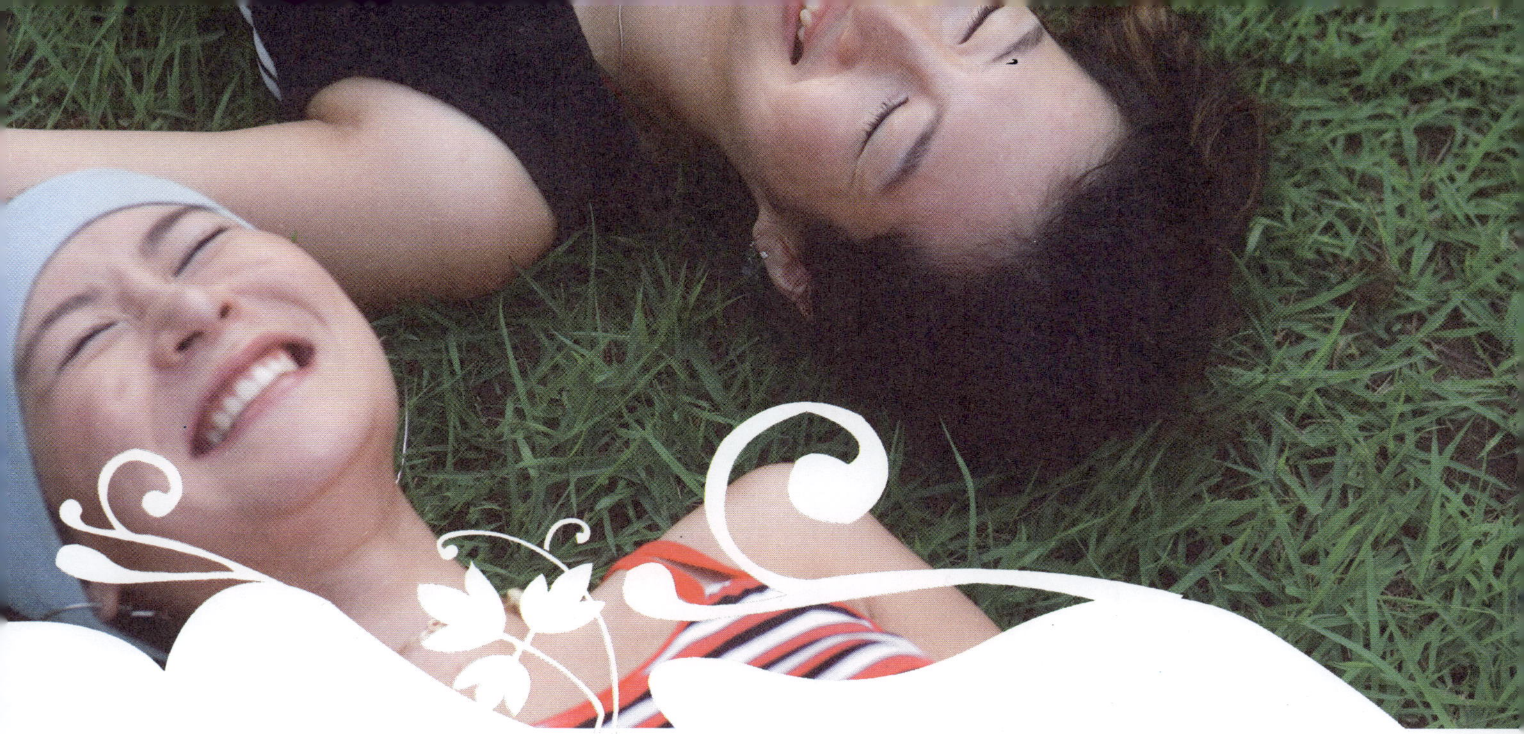

第三章 荷尔蒙与青春期

1. 青春不要“痘”留——荷尔蒙失调
2. 女性生理期

漂亮的脸蛋要有哪些条件呢？除了先天的脸形是否好看、五官是否端正之外，最重要的是要有细腻的皮肤及爽朗的笑容，再加上自信心，则自然而然会吸引异性的目光。

由于青春期体内荷尔蒙分泌旺盛，荷尔蒙增加，皮脂腺发育时皮脂的分泌量增多而肥大，以致上皮细胞角质化过多，堵塞毛孔，油脂和废物无法排出。细菌把油脂分解后形成脂肪酸，刺激真皮组织，形成红色丘疹脓，称为“青春痘”。它不但长在脸部，有时也会长在胸部、背部，有时会影响孩子的信心建立与身心发育。

PART 1 青春不要"痘"留——荷尔蒙失调

症状

白头、黑头粉刺，发炎红肿，出现湿疹暗疮。

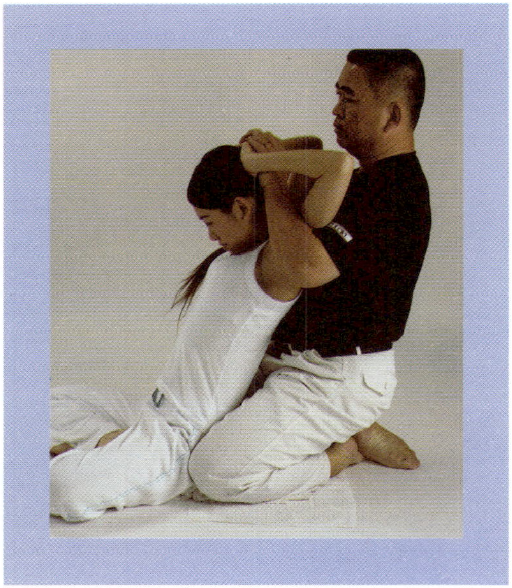

故事

"我再也不想当'豆花'啦！"今年16岁的男生李同学无奈地说着，像是发出怒吼一般。

正值青春期发育的他，正面临生理第二性征发育，开始变得注重外表，但令他很头痛的是脸上的青春痘面疱，就像雨后春笋般不断冒出，脸上的这些"不光彩"让他觉得好没面子，不喜欢别人对着他的脸指指点点，老是头低低地畏缩着，渐渐地没有了自信，甚至不敢提起勇气去追求喜欢的女生。

爱子心切的李妈妈看着儿子终日垂头丧气，尤其是为了面疱没有办法专心读书，老是躲在房间对着镜子挤痘痘，浪费时间，也加深痘痘对皮肤的伤害，就决定要带着儿子来护肤保养。

芳疗有没有办法改善痘痘呢？有的！李同学使用迷迭香精油配上草本面膜，每天敷用，慢慢地平衡脸上油脂，改善皮肤红肿发炎处，现在面疱痘痘明显减少了，皮肤再生的地方变得就像电视女明星广告说的一样"晶莹剔透"。现在李同学不但能专注于课业，脸上多了笑容，对喜欢的女生，也能提起勇气去告白，恢复了身为一个16岁青春少年该有的开朗与活泼。

青春痘 使用精油

保养精油

1. 月见草精油 30ml、天竺葵精油 4 滴、玫瑰精油 3 滴、佛手柑精油 2 滴。
2. 蒸脸时，加入茶树精油、柠檬草精油及迷迭香精油各 1 滴。
3. 佛手柑精油：缓和愤怒情绪及挫折感、放松心情、纾解压力、平衡情感、改善失眠。
4. 天竺葵精油：平衡油脂分泌，改善油性肌肤的松垮、毛孔阻塞。促进血液循环，使气色红润。
5. 玫瑰精油：紧实肌肤，治疗微血管松弛，抗皱消肿。

专家观点

青春痘就是面疱，又叫痤疮，此类皮肤病皆发于面部，乃因脸上皮脂腺分泌失调、毛孔堵塞所造成，即所称的脂溢性皮炎，但其与内分泌失调也有关。

内分泌失调是由于身体的腺体减少或增加，导致身体指令紊乱，百病丛生。少食用油腻、油炸、辣、咸、过甜等重口味食物；肌肤保持清洁，定期去角质，做好保湿的护理；多喝水，多摄取维生素 C 和适量的维生素 B 群；作息正常，避免烟酒的刺激。做到以上几点，再配合坚持使用相应的精油，痘痘不久就会和你说再见了。

月见草油

萃取部位： 种子。

萃取方法： 低温压榨。

主要成分： γ-次亚麻油酸（简称GLA）和维生素 E。

功　　效：

月见草油约含有 90%的不饱和脂肪酸，主要成分 GLA 正是一种人体内非常重要的荷尔蒙——前列腺素（这里指的是好的前列腺素PGE-1）的前驱物质，然而人体并不能自行制造 GLA，因此必须从其他物质中摄取。月见草油含丰富的 GLA（大豆油、葵花油并不含 GLA），自然而然地成为一项热门的营养补充品。

月见草油一般应用于舒缓湿疹及牛皮癣、改善皮肤异常症状、缓解过敏与风湿性关节炎等，强化皮肤、头发及指甲的健康，并改善特殊的免疫疾病，同时也能修复肌肤的缺水状况，增加肌肤的抵抗力，刺激肌肤细胞活化，防止肌肤过早老化。

在芳香疗法中最常用来治疗女性生殖及月经的问题，或是经前症候群与更年期障碍等症状。

使用方法：

我们建议以适当比例与其他基础油搭配，可以发挥月见草油的特殊疗效，用起来也更方便。

佛手柑

植物科属： 芸香科，柑橘属。

概　　述： 产于地中海区的小乔木，以意大利、西班牙的最为著名，每年春夏开花，结出橙状果实。

萃取部位： 果实、叶。

主要成分： D-柠檬烯双戊烯、橙花醇、柠檬醛。

功　　效：

1. 能改善膀胱炎及泌尿系统发炎。
2. 可改善消化不良、胀气、结肠及食欲不振。
3. 对因扁桃腺炎等呼吸道感染而引起的呼吸困难有舒缓功能。
4. 对静脉曲张、疱疹、脂溢性皮炎、头皮屑等有良好处理效果。

使用方式： 吸入、按摩、沐浴。

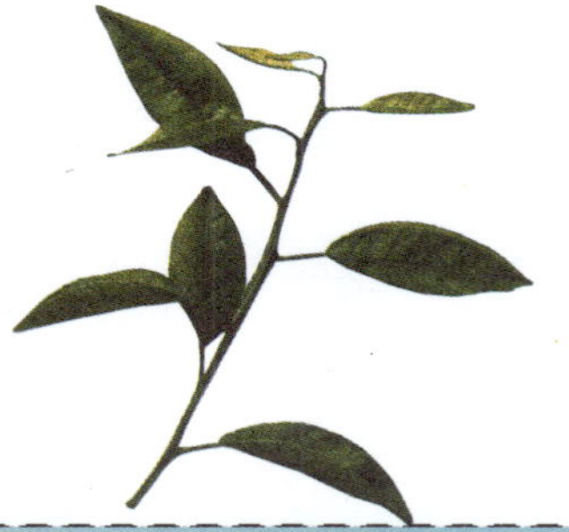

佛手柑 / 精油的用法

1 白带、尿道感染

扰人的尿道炎、白带或膀胱炎。

配　　方：

佛手柑精油3滴，绿花白千层精油2滴，乳香2滴。

使用方法：

滴在卫生棉上或在耻骨处涂抹。

2 给一片含氧的空气

干净的空气品质，让嗅觉焕然一新。

配　　方：

佛手柑精油、薄荷精油、尤加利精油各2滴。

使用方法：

熏香在鞋柜、衣柜，可滴在棉球上。放在冷气口、空气清新机口更佳。

柠檬草

植物科属： 禾本科，香茅属。

概　　述： 柠檬草是分布于热带、亚热带的野生草本植物，高度约2米，叶片宽厚作鳞片状，花片呈圆锥疏散状。

萃取部位： 整株植物。

主要成分： 柠檬醛、橙花醇、香叶醇、金合欢醇、香茅醛。

功　　效：

1. 可治疗肌肤伤痛、喉咙痛及呼吸系统疾病。
2. 刺激副交感神经，促进腺体、乳汁分泌。
3. 减缓肌肉疼痛，也可作为足部滋养剂。
4. 舒缓头痛、除臭、改善香港脚。
5. 清除皮肤过多的油脂，预防青春痘产生。

使用方式： 吸入、按摩、沐浴。

柠檬草／精油的用法

1　双腿解压DIY

配　　方：

柠檬草精油3滴，丝柏精油2滴，薑精油2滴。

使用方法：

长途跋涉之后，赶紧泡个精油浴吧！

2　驱虫防蚊液DIY

驱赶蚊虫，使居家环境更清洁。

配　　方：

柠檬草精油10滴，佛手柑10滴。

使用方法：

使用上述精油加50ml水稀释可作防蚊液。

迷迭香

科　　属：唇形科，迷迭香属。

概　　述：迷迭香生长在温暖潮湿的海岸地区，它的学名原意为海洋之露水。迷迭香草丛可长到2米高，花状小，色为粉蓝色，其叶含丰富的胶质，叶片呈银灰色，面朝上的叶子则是深绿色。大多数的精油产自法国、危地马拉和南斯拉夫。

部　　位：叶及花朵顶端。

主要成分：小茴香醛、龙脑醇、乙酸龙脑酯、樟脑、桉油醇。

功　　效：

1. 对神经系统有保暖和刺激作用。
2. 可刺激心脏并能促进全身血液循环。
3. 能改善记忆、心理疲乏、头昏和晕眩。
4. 平抚风湿性肌肉酸痛，消除肿胀的现象。
5. 可减少头皮层及帮助头发生长。
6. 治疗感冒和慢性支气管炎。

使用方式：按摩、沐浴、熏蒸。

迷迭香 / 精油的用法

向掉发说再见

常掉发，让你困扰吗？快来使用迷迭香精油！

配　　方：

迷迭香精油4滴、薰衣草精油3滴、茶树精油5滴、茉莉精油3滴。

使用方法：

可调配于洗发水及护发素里面，也可加荷荷巴基础油作护发用。

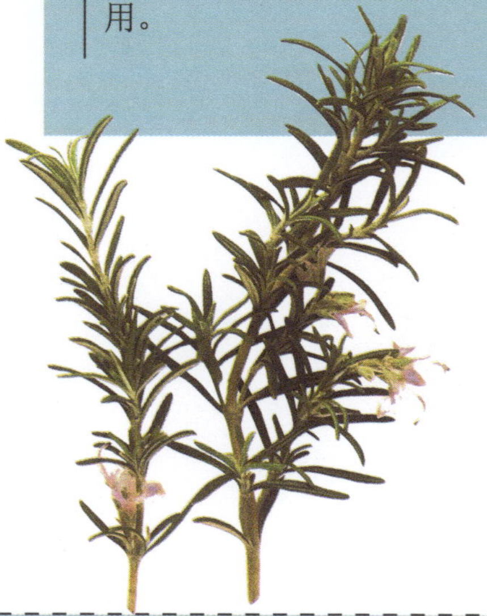

※青春不要『痘』留

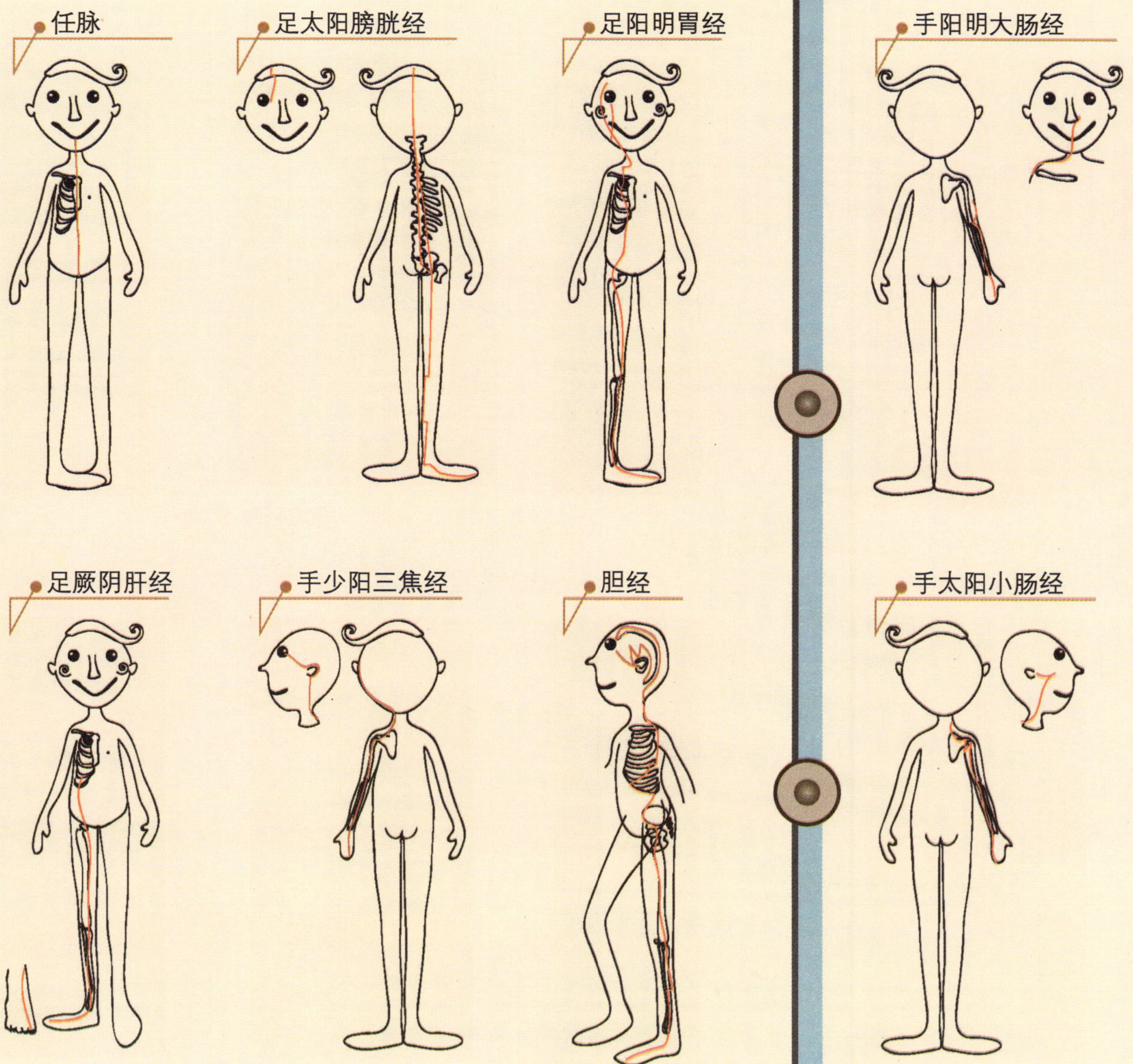

PART 2

女性生理期

“你的好朋友来了哦！”广告中男性朋友贴心帮自己买卫生棉的举动，现实里并不常见，尤其女生更是难以启齿说自己“好朋友”来了。月经周期的这几天容易情绪化，生理期期间，肚子会有胀痛感，甚至感到沉重得难受，腰和下腹部也隐隐作痛，真是苦不堪言。

身体的不快感也会引起女性心情的不快，时常会有不安感。为了克服这种不安的情绪，人就很容易变得具有攻击性。处于月经症候群的人，不但心情烦躁、容易疲倦，甚至丧失自信，笼罩在失落感之下，因而无法集中注意力。

故事

王小姐今年才27岁，是名英文教师。平常经期都很有规律，但是因为最近教学工作的压力，造成月经已经延迟一个礼拜没来。平常为月经的到来都有心理准备，但是现在抓不准时间，常怕上课上到一半“好朋友”突然来拜访，那才尴尬。

这样担心，让她很没安全感，甚至出现焦虑的情况。在同事的推荐下，她听从芳疗师的建议，使用玫瑰、橙花、没药等精油做保养，做完几次后月经已经恢复正常，而且还改善了之前经期来时会手脚冰冷的毛病。

有些人会认为自己月经来时比较胖，这是因为内分泌改变，增加了体内水分的滞留，所以会感觉身体有些肿胀。月经期间容易感到情绪不稳及焦虑不安，这也和内分泌的改变有关，建议期间可以注意饮食调整，来帮助缓解情绪不稳的情况。穿着较宽松的衣物，则可以让身体觉得比较舒服。

症状

月经失调、腹痛、不正常出血。

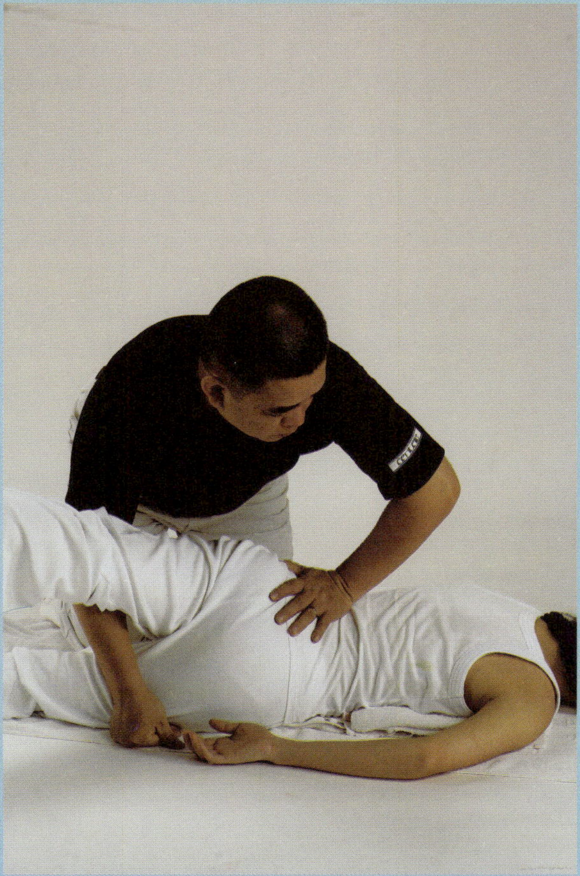

保养精油

1. 玫瑰、橙花、没药精油数滴，月见草精油 10ml、玫瑰精油 5 滴、西洋蓍草精油 10 滴，按摩涂抹肚脐以下的腹部、臀部及腿部。
2. 丝柏、天竺葵、玫瑰等精油具有调节经血量的功能，可保养子宫哦！
3. 按摩部位：腹部、腰部、臀部、腿部。

专家观点

此时应注意饮食的口味要清淡，不要吃得太咸，烹调时盐和味精少放点，可以改善水分滞留的情形。

建议多摄取全谷类食品、黄豆制品、低脂鲜乳、自制优酸乳及足量的蔬菜水果，必要时可以补充钙、镁及维生素B群的营养补充剂来舒缓情绪。酒类及垃圾食物应视为拒绝往来户，动物性脂肪及咖啡因也不宜摄取过量。

比较受到争议的是甜食，少量甜食可以增加满足的感觉，但如果吃得过量却会加重情绪不稳及焦虑不安的感觉。

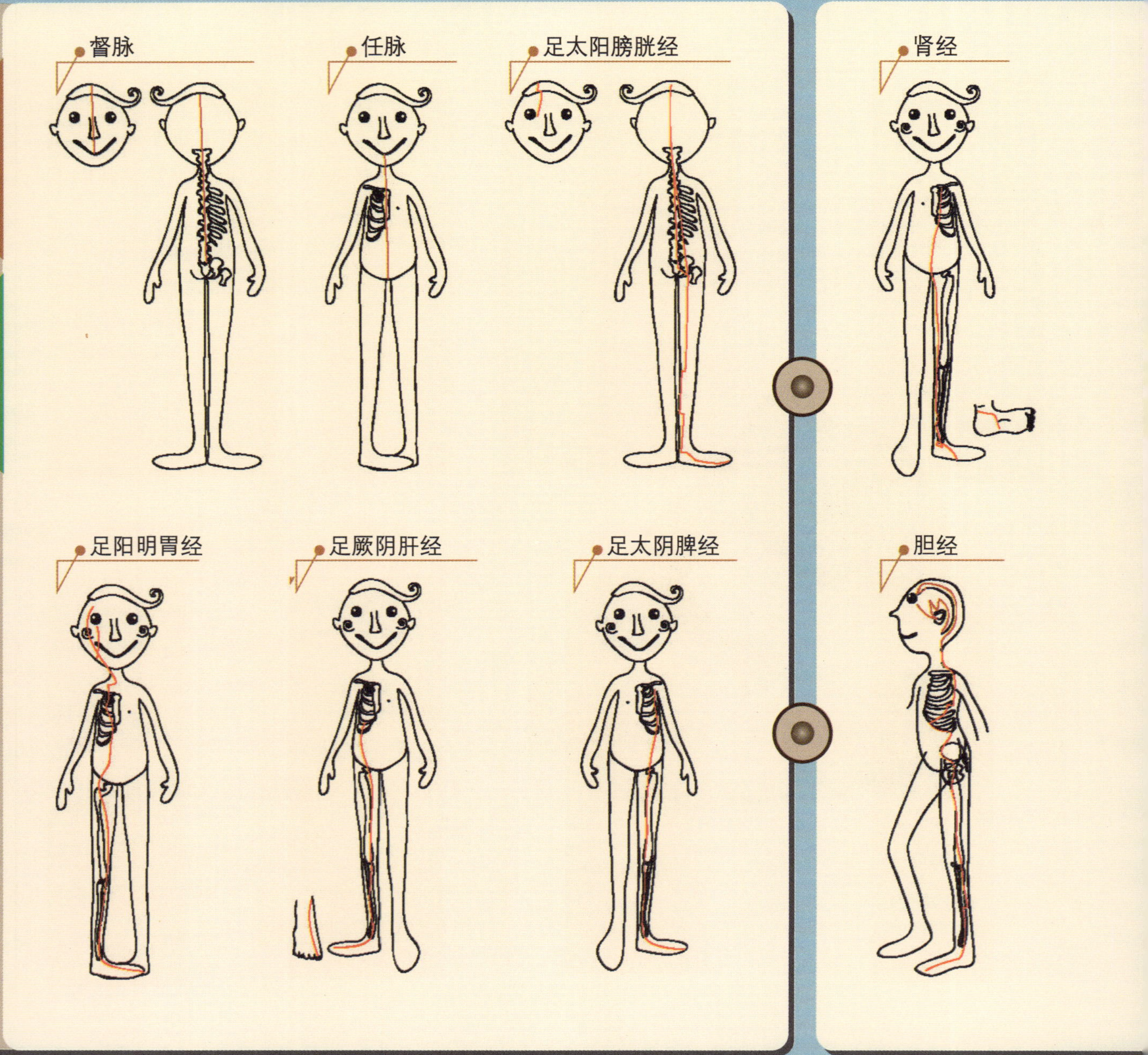
督脉
任脉
足太阳膀胱经
肾经
足阳明胃经
足厥阴肝经
足太阴脾经
胆经

橙　花

植物科属： 芸香科、柑橘属。

概　　述： 橙花精油是取白色的苦橙树花蒸得，通常1吨橙花约可炼取1千克精油，是极为珍贵的精油。

萃取部位： 苦橙树的花瓣。

主要成分： 橙花醇、香叶醉、方樟醇、苯乙酸酯、素馨酮。

功　　效：

1. 可纾解长期焦虑、忧郁和压力，使心境平和。
2. 对失眠症所引起的躁闷有很好的功用，镇静副交感神经。
3. 减缓神经痛、头痛、心悸亢进。
4. 可帮助细胞再生，增加皮肤弹性。
5. 是良好的催情剂，常用于香水的调制成分。
6. 安抚孩童紧张的情绪及腹痛。
7. 抗痉挛的特性，可安抚胃肠，改善结肠炎、腹泻。
8. 能改善静脉曲张、微血管破裂、妊娠纹。
9. 可帮助经前症候群及更年期障碍。

使用方式： 吸入、按摩。

橙花 / 精油的用法

挽救下陷的心灵

感觉忧郁、沮丧时，这时可使用橙花精油恢复心情。

配　　方：

橙花精油5滴、茉莉精油5滴、佛手柑精油5滴。

使用方法：

在心轮、脐轮作按摩。

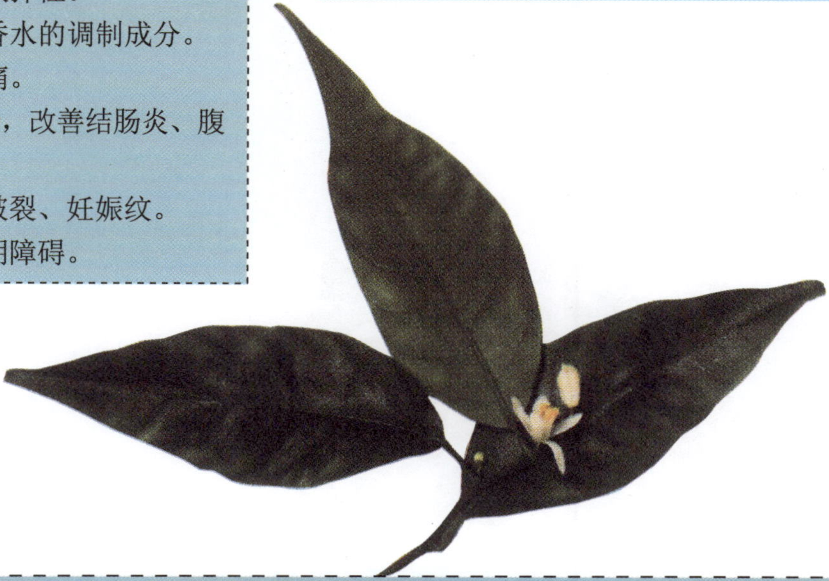

没药

植物科属： 橄榄科，没药属。

概　　述： 生长在红海岸边的矮小灌木，分泌黄白奶液的树脂在空气中会结成不规则红色树胶，没药精油是由树胶提炼而得。

萃取部位： 树脂。

主要成分： 二聚戊烯、肉桂醛、丁香酚、间一甲酚。

功　　效：

1. 清肺、止咳。
2. 对支气管炎、黏膜炎、喉咙痛等能有效减轻。
3. 用来治疗消化系统疾病及口腔感染。
4. 减轻呼吸道的排气等症状。
5. 可改善口臭、口腔溃烂、脓漏、鹅口疮的症状。
6. 对妇女症状如经血过少、白带、念珠菌感染等可改善。

使用方式： 沐浴、按摩。

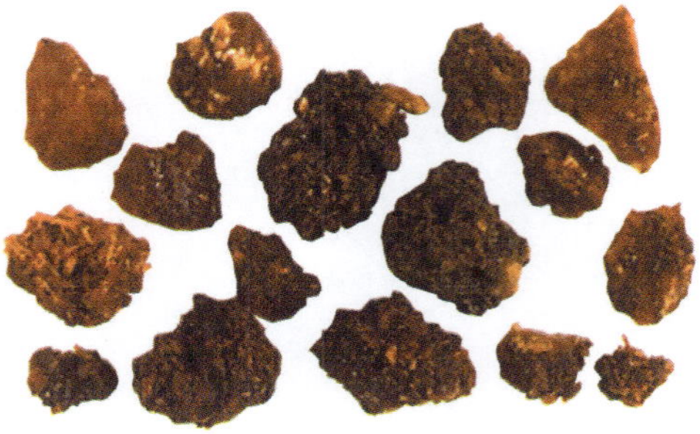

没药／精油的用法

1　喉痛救星

配　　方：

薄荷精油 5 滴、榄香脂精油 5 滴、百里香精油 2 滴。

使用方法：

擦患处可得到不错的舒缓效果。

2　化痰暖肺良方

缓解各种呼吸道的毛病，如咳嗽、肺部有痰。

配　　方：

没药精油 2 滴、榄香脂精油 2 滴、乳香精油 2 滴。

使用方法：

按摩肺腔及手心肺经络。

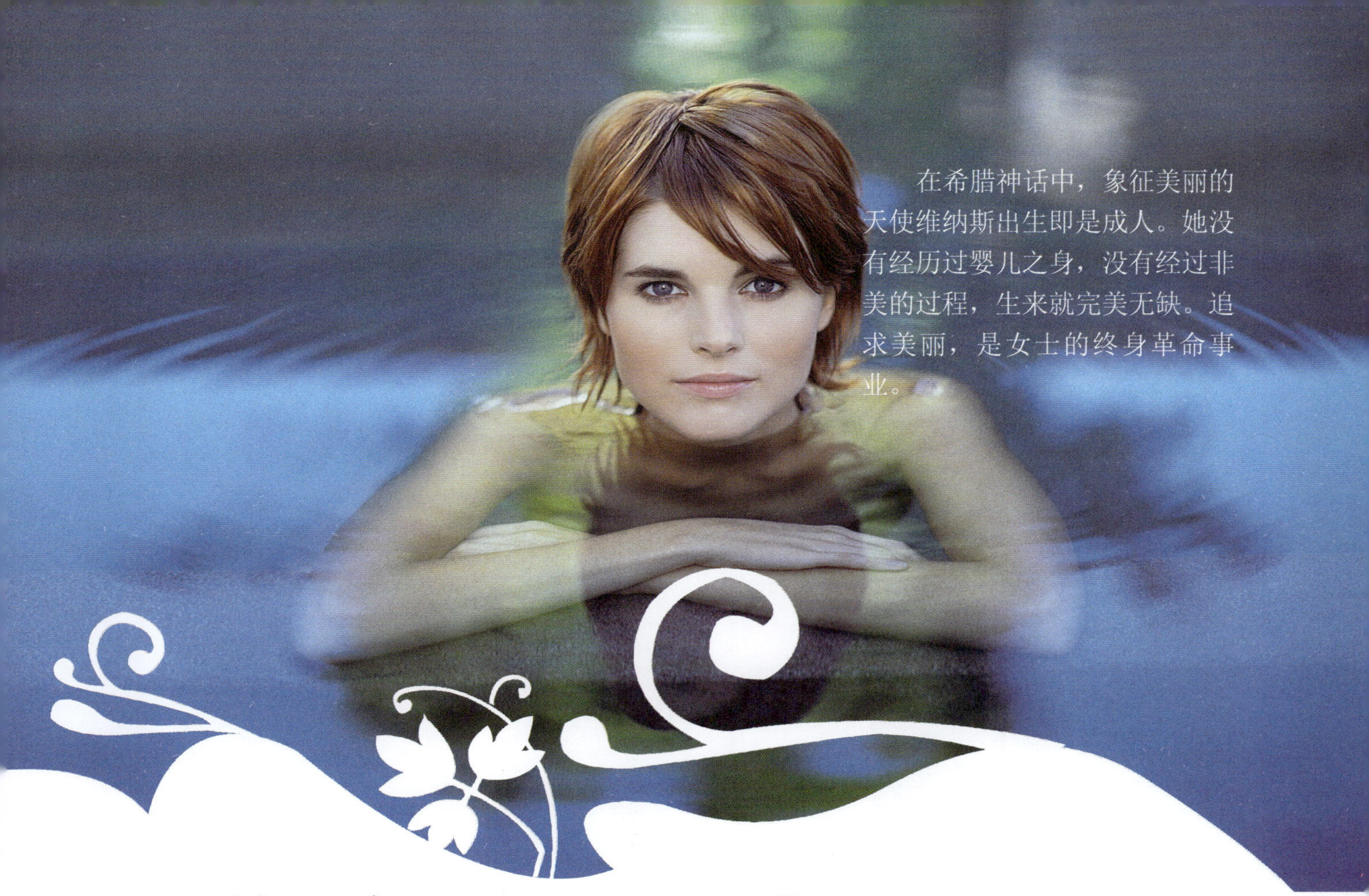

在希腊神话中，象征美丽的天使维纳斯出生即是成人。她没有经历过婴儿之身，没有经过非美的过程，生来就完美无缺。追求美丽，是女士的终身革命事业。

第四章 青春永驻 芳疗相助

1. 消除腿部静脉曲张
2. 教你对付讨厌的水肿
3. 美白与丰胸

PART 1 消除腿部静脉曲张

症状

静脉功能不彰，血液淤积左静脉，严重者会出现硬块、红肿、胀痛、酸麻、无力或是皮肤色素沉淀的现象。

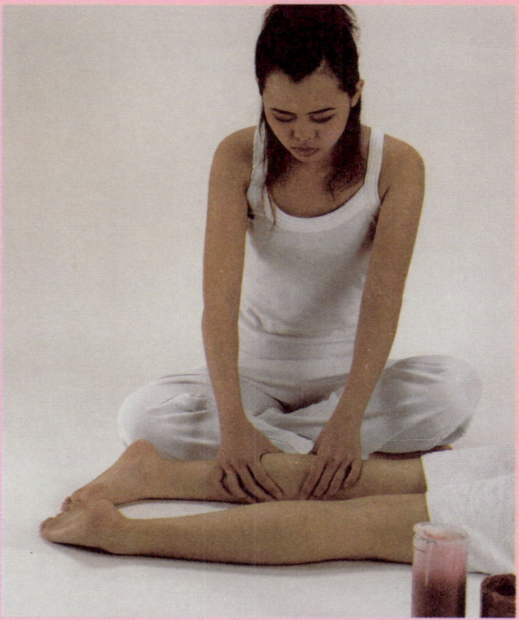

故事

今年55岁的谢女士是名退休教师，几十年教学久站的关系，让她有腿部静脉曲张的毛病，走路有酸软无力的现象。由于腰和腿是属于同一系统的经络，所以她也有腰酸的现象。

在芳疗师的建议下，她使用活化乳、岩兰草、丝柏、洋甘菊、没药等精油涂抹按摩，连续使用2~3瓶后，突出的地方变平坦了，促进了血液循环，帮助新陈代谢、循环通畅，也改善了腰酸的现象。

长年久站之后，腿部会突出一颗颗、一条条的“脚筋”。一般来说，是由于下肢静脉血必须克服地心引力方能向上回流，而长期处在高压状态，血管容易撑大扩张所造成。

现在一般治疗静脉曲张方法有二：硬化剂注射疗法及手术治疗。芳香疗法的好处就在于不必使用针筒注射或是开刀手术，崇尚在最舒服自然的情况下慢慢保养恢复，达到相同的功效。

保养精油的组合

1. 薰衣草精油、杜松精油、迷迭香精油、丝柏精油、小麦胚芽油。
2. 天竺葵精油、薄荷精油、丝柏精油、洋甘菊精油、榄香脂精油。

从腰部两侧开始推拿、按摩，然后再顺着主胃的足三里穴位、主胆的阳陵泉、主膀胱的委中、主肾的涌泉、主脾的三阴交和血海穴循序渐进地推拿、按摩。

推拿时，每个部位大约进行3~5分钟；按摩时，则每二三秒放开一次即可。

静脉曲张是种不易治疗的病症，改善需数月时间。丝柏精油最能增强静脉韧度，可在泡澡中加入或是涂抹曲张部位。

专家观点

罹患静脉曲张的主要原因包括肌肉较松弛、运动量少，此外血管本身的弹性差、血液杂质多者也容易罹患。

静脉曲张

芳疗经络图

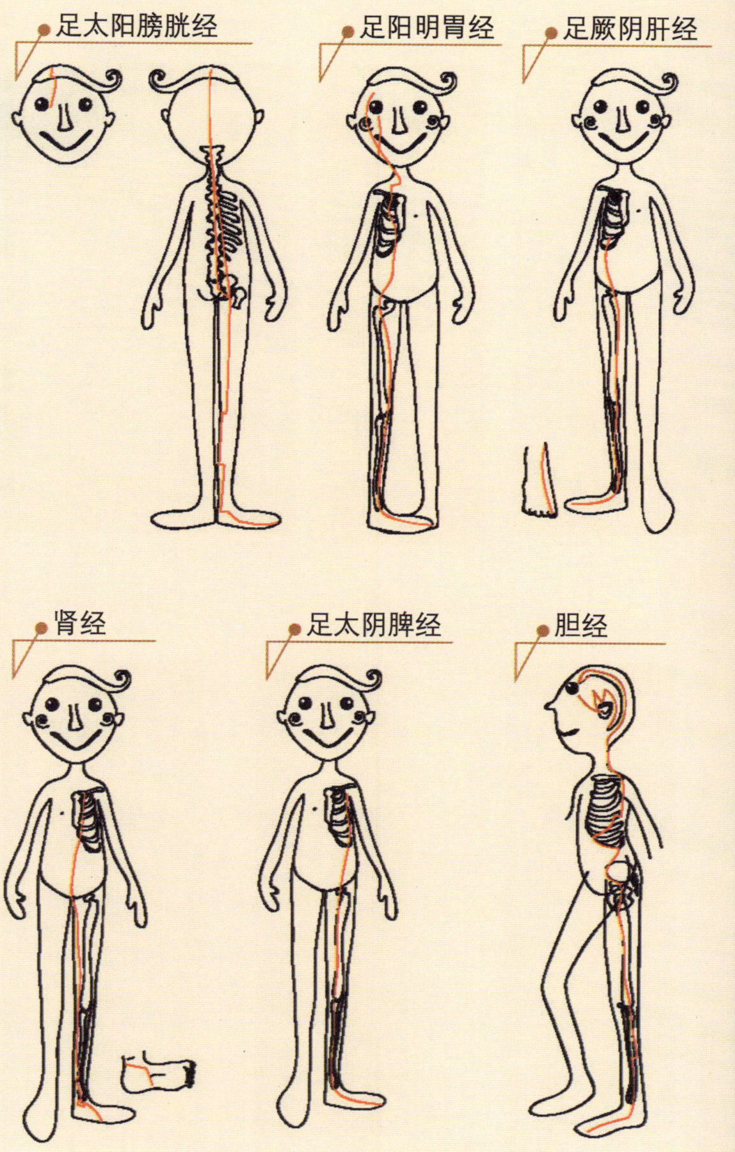

静脉曲张使用精油

杜松浆果

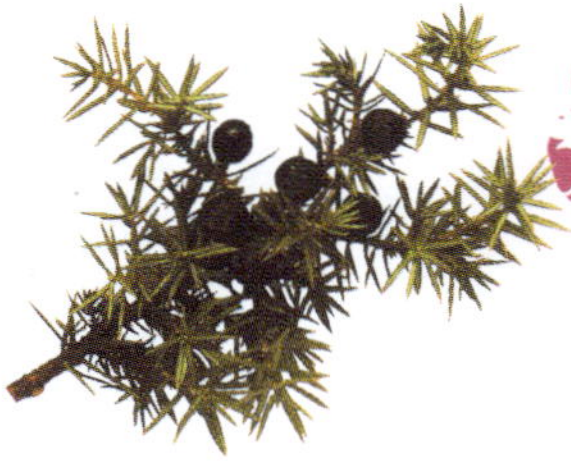

植物科属： 柏科，桧属。

概　　述： 原生长于中南欧、加拿大和北美地区，属常年生植物，可长到约1.8米高。它有红色的树干，针状叶开小小的黄色花朵，结蓝色的浆果。

萃取部位： 果实。

主要成分： 松油醇、杜松烯、雪松烯、樟烯、杨梅烯。

功　　效：

1. 是很好的家庭用抗感染剂，只要在水中加入几滴，混合均匀，擦在地板或墙上即可。也可以用喷雾扩香器来使用，适合在传染期间使用。
2. 减轻风湿、痛风、关节炎疼痛，对生殖、泌尿系统有很好的疗效，能净化肠道黏膜，有效改善消化系统疾病，刺激食欲。
3. 能有效刺激循环及新陈代谢，改善蜂窝组织炎。它具有净化收敛的特性，可以改善粉刺、脓疱、毛孔堵塞、皮肤炎、湿疹的问题，十分有益于油性肌肤，也能改善头皮屑。加入基础油中用来按摩身体，还可以改善水肿现象。

注意事项： 孕妇及患有肾病者，要避免使用。

使用方式： 按摩、沐浴、熏蒸。

杜松浆果／精油的用法

1　软化蜂窝组织、淋巴代谢

配　　方：

杜松浆果精油5滴、芹菜子精油3滴、茴香精油3滴，可做泡浴及按摩使用。

使用方法：

借由泡澡按摩方式，可促进减肥淋巴的循环，代谢身体废物。

2　帮助身体肌肉消除酸痛的方法

运动完后，四肢时常会感到酸痛，用杜松浆果精油泡澡及按摩可让我们的肌肉松弛。

配　　方：

杜松浆果精油5滴、薰衣草精油、香蜂草精油、莱姆精油、柠檬香茅精油各3滴。

使用方法：

可用来泡澡及配合按摩油做成酸痛按摩精油。

榄香脂

植物科属：橄榄科，橄榄属。

概　　述：这种树会自然流出树脂，在树叶萌芽时会制造淡黄色的树脂，一遇空气就会凝固。

萃取部位：树皮。

主要成分：松油醇、榄香脂酚。

功　　效：

1. 能净化和滋补泌尿系统。
2. 增加抵抗力、化痰、利肺。
3. 可用于老化或产生皱纹的肌肤。
4. 刺激免疫系统作用，强化身体，抵御病毒。

使用方式：按摩、沐浴、熏蒸。

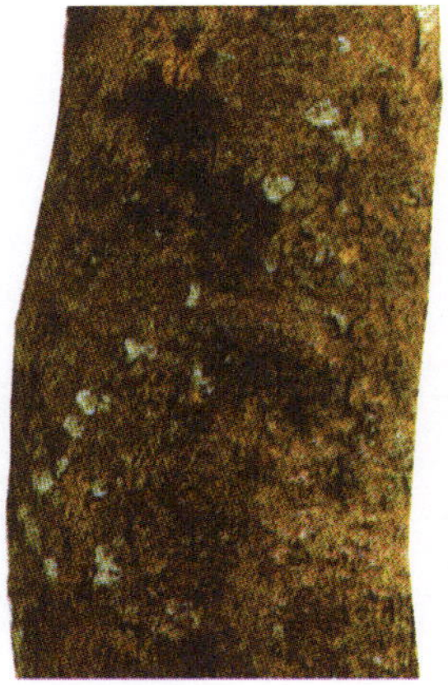

榄香脂 / 精油的用法

1 关节疼痛的妙方

冬天到了，老人家的关节时常感到僵硬，可使用此配方缓解不适。

配　　方：

榄香脂精油5滴、黑胡椒精油3滴、玫瑰香茅精油2滴加月见草精油30ml。

使用方法：

在关节处做放松舒缓的按摩。

2 利肺化痰，家庭必备

当我们的痰转变成黄色的浓痰时，此方可让痰分解、代谢。

配　　方：

榄香脂精油、没药精油及尤加利精油各3滴。

使用方法：

作按摩或熏香。

PART 2 教你对付讨厌的水肿

症状

脚有水气，手指压脚背无法弹起来，肿胀疼痛。

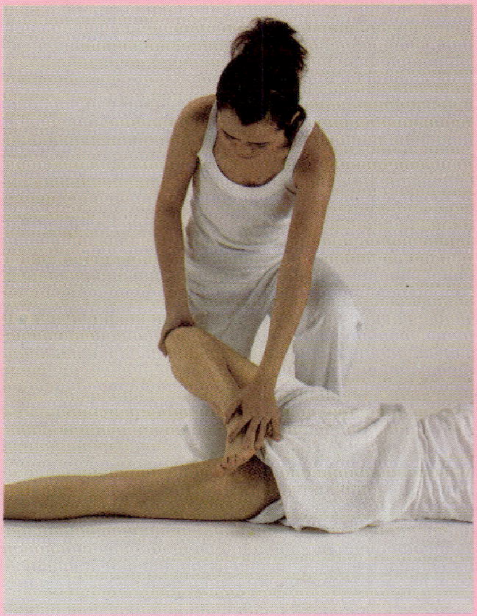

故事

45岁的秦小姐是一位商场女强人，但她有一个很困扰的毛病，就是两脚浮肿的情形很严重，不但腿形变得不好看，让她不敢再穿裙子，裤装的裤管也不能作窄版合身；有时在外工作一天，两脚浮肿的疼痛更是让她苦不堪言。

芳疗师建议她使用芹菜子、杜松浆果、榄香脂、葡萄柚等精油，加上活化乳加强，涂抹按摩使双腿舒缓、改善淋巴排毒。令秦小姐惊喜的是，效果相当明显，令人满意，回家后她就发现浮肿消失了，从此再也不必忍受肿胀疼痛的不适感。

现在，秦小姐即使蹬着高跟鞋走走跳跳地忙碌，也不会有任何不适，尤其腿形明显恢复，又可以穿上美美的裙装，展现女人味的一面。

目前最常见的体质性水肿，发生于妇女月经来临的5天左右，其特点是早上起床并无水肿，但到了下午小腿却肿胀得厉害，有时体重还可增加1千克以上，这时采用芳疗法就可改善浮肿的毛病，跟秦小姐一样感受这神奇的功效。

如果双脚都有水肿，可以多食用薏仁帮助消除水肿。芳疗师说体液累积通常都跟体内有毒废物有关，使用茴香、杜松、芹菜子等具有解毒功用的精油可有效减轻病症。

专家观点

单脚水肿是局部的问题，如静脉栓塞、静脉曲张、蜂窝性组织炎、关节炎，还有一些是外伤手术之后，局部血液或淋巴循环不良而引起的。局部的问题和全身其他器官通常没有关系。

教你对付讨厌的水肿 使用精油

琉璃苣油（也称紫草油）

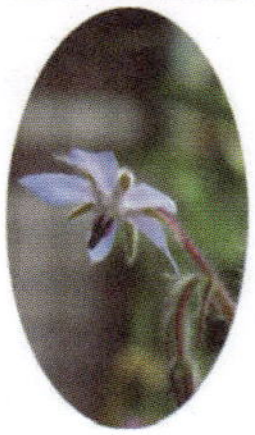

萃取部位： 种子。

萃取方法： 低温压榨。

主要成分： 内含丰富的γ-次亚麻油酸（…生素E、矿物质。

功　　效：

琉璃苣是自然界 GLA 含量最丰富的植物。在欧洲这种美丽的蓝色星形琉璃苣花朵，因为它的良好治愈功效而被用来制造万灵丹及药草茶，已超过 1500 年历史。琉璃苣油含有高达 24%的 GLA，它能有效对抗湿疹、牛皮癣及心脏疾病，如动脉硬化等。

琉璃苣能减轻经前症候群压力，提升免疫力，降低胆固醇，缓和关节炎，阻止糖尿病。它能够有效增加细胞弹性及保存皮脂层的湿度，并具有多重肌肤美化作用，让气色容光焕发、防止胶原质流失、改善干燥及粗糙皮肤、抵抗老化和皱纹、滋养干燥的毛发、强化易碎的指甲、预防头皮屑等。

使用方法： 我们建议以适当比例与其他基础油搭配，可以发挥琉璃苣油的特殊疗效，用起来也更方便。

水肿

芳疗经络图

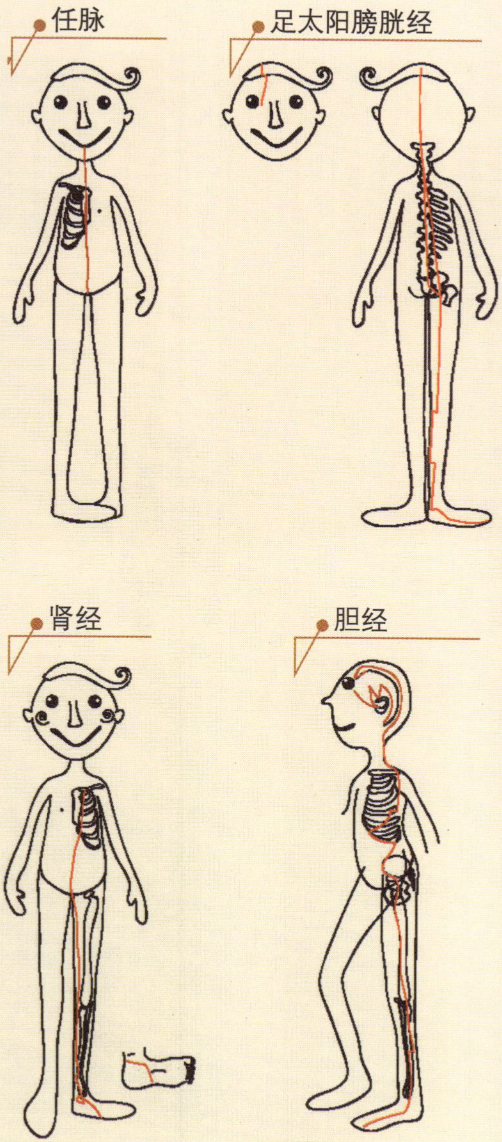

PART 3 美白与丰胸

俗话说“一白遮三丑”，要“白”“防晒”最为先。想要美白，除了果酸焕肤、内服外擦维生素C之外，还可以运用精油，有助于肌肤的新陈代谢，同时利于黑色素尽速排除。

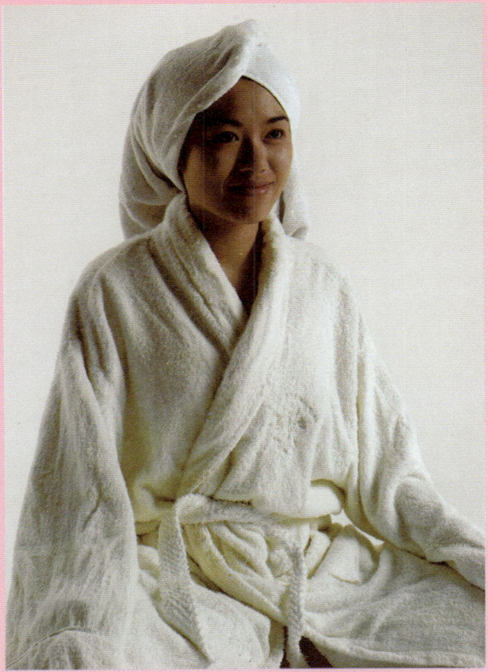

美白精油配方

50c.c.面霜+8 ～ 10 滴紫檀精油或是柠檬精油。

女性同胞们对于胸中事的困扰，最在意的就属大小的问题了。对于“太平公主”们来说，想要平地筑高楼，这些是一定要会的！借由精油从腋下由外向内顺着乳房慢慢按摩至前颈部，能让胸部组织充分吸收美胸成分，集中托高胸部线条。

丰胸精油配方

欧白芷精油 10 滴+胡萝卜籽精油 5 滴+丝柏精油 5 滴+荷荷巴油 30ml。

提胸精油配方

葡萄籽油 15ml 和依兰精油、保加利亚精油、茴香精油、玫瑰精油各 4 滴。

注意事项：
请依循专业指导，用量过多可能导致失眠；孕妇及糖尿病患者应避免使用。

紫檀

植物科属： 樟科。

概　　述： 这种常绿树植物，生长于巴西热带雨林中，树高约38米，开黄色花朵。

萃取部位： 木部。

主要成分： 橙花醇、松油醇、苦艾萜、桉油醇。

功　　效：

1. 对神经有温和的平衡作用，减轻头痛。
2. 能治疗性冷感和性无能。
3. 能稳定中枢神经系统，净化心灵和脑部。
4. 增加身体的抵抗力、免疫力。
5. 对皮肤具有抗老化和抗皱纹的效果。

使用方式： 按摩、沐浴、熏蒸。

欧白芷

植物科属： 当归属，伞形科。

概　　述： 宽大的叶片有的又形成较小卷叶，上面还点缀了绿白色的小花，生长在北欧冰岛、格陵兰以及俄罗斯中部，其精油多半产自英国与比利时。

萃取部位： 药草、种子、根。

主要成分： 龙脑、芫荽油醇、香甘油内醇、柠檬烯。

功　　效：

1. 能有效纾解疲劳和压力。
2. 可强化淋巴系统的功能，并加速清除病愈后体内的毒素。
3. 有效治疗消化不良、胃胀气、恶心、胃溃疡。
4. 对发烧感冒、慢性支气管炎及胸膜炎也有疗效。
5. 可调节月经并缓和经痛。
6. 其根素以治疗不孕闻名，对皮肤而言则具有消炎效果。

使用方式： 按摩、沐浴、熏蒸。

欧白芷／精油的用法

不孕症的良医 保养下半身寒冷、白带异常的妇女，泡澡时加入欧白芷精油5滴、黑胡椒精油3滴、天竺葵精油5滴，可滋养生殖系统。

依兰

植物科属： 番荔枝科。

概　　述： 此种热带树木生长于东印度，半野生的木质坚脆，树高约 18 米，所开的花呈黄绿色，花形硕大，散发奇香无比的味道。

萃取部位： 花朵。

主要成分： 安息香酸、丁香酚、杜松萜烯、乙酸苯酯。

功　　效：

1. 能调理荷尔蒙，平衡生殖系统的问题，为子宫之补药。
2. 可调解肾上腺素的分泌，放松神经系统。
3. 可纾解愤怒、焦虑、震惊、恐慌及恐惧的情绪，有助于神经系统的放松。
4. 有助于改善性冷感及性无能方面的不足。
5. 平衡油脂，对油性和干性皮肤皆宜。

使用方式： 按摩、沐浴、熏蒸。

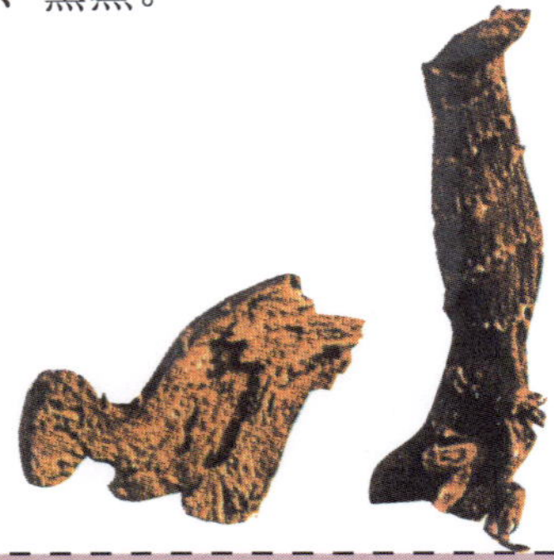

依兰／精油的用法

1 夫妻情趣催情精油

使用依兰增加荷尔蒙，放松情绪，让你的幸福满满。

配　　方：

依兰精油 5 滴、快乐鼠尾草精油 3 滴、玫瑰精油 2 滴。

使用方法：

按摩生殖系统及背部，可增加生活情趣。

2 发质保养

时常烫头发会令头发分岔，发质的保养是刻不容缓的。

配　　方：

依兰精油 5 滴、迷迭香精油 5 滴、荷荷巴油 50ml。

使用方法：

可做护发使用。

茴 香

植物科属： 伞形科、茴香属。

概　　述： 原产于欧洲和美国西海岸，高约 1.3 米，绿色羽状叶，花呈串状小黄花，结方形的果。

萃取部位： 果实。

主要成分： 茴香脑、小茴香醛、对甲氧基苯丙酮。

功　　效：

1. 适用于肥胖、便秘、消化问题、胃胀气、蜂窝组织炎及淤伤。消化及胀气问题，可于基础油中加入数滴茴香精油，于腹部做顺时针方向按摩，改善反胃。
2. 改善偏头痛、支气管炎、伤风感冒，强化肝功能，改善反胃呕吐、胀气、肾结石，强化肾功能，利尿，改善便秘、阳痿、早泄、性冷感，抗蜂窝组织炎，减肥，治疗月经不顺、乳汁分泌少，排毒，治疗虫咬伤。
3. 使用过度会引起敏感。

注意事项： 孕妇、癫痫症者避免使用。

使用方式： 按摩、沐浴、熏蒸。

茴香／精油的用法

1 当体能“当机”了

茴香精油可以给予能量、体力。

配　　方：

茴香精油 5 滴、檀香精油 2 滴、薄荷精油 2 滴。

使用方法：

泡澡及按摩。

2 帮助肠道消胀

排便不顺时，茴香可助消化，解腹胀。

配　　方：

茴香精油 5 滴、莳萝子精油 5 滴、依兰精油 3 滴。

使用方法：

可做腹部按摩。

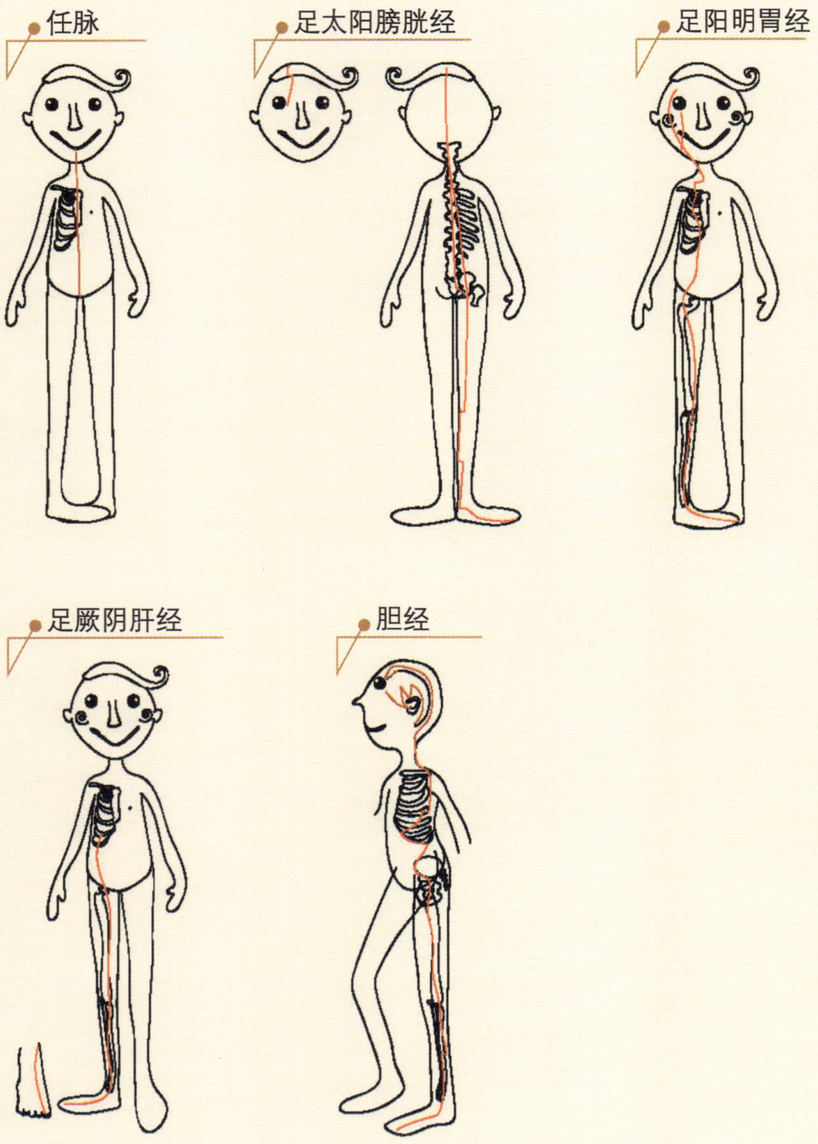
任脉
足太阳膀胱经
足阳明胃经
足厥阴肝经
胆经

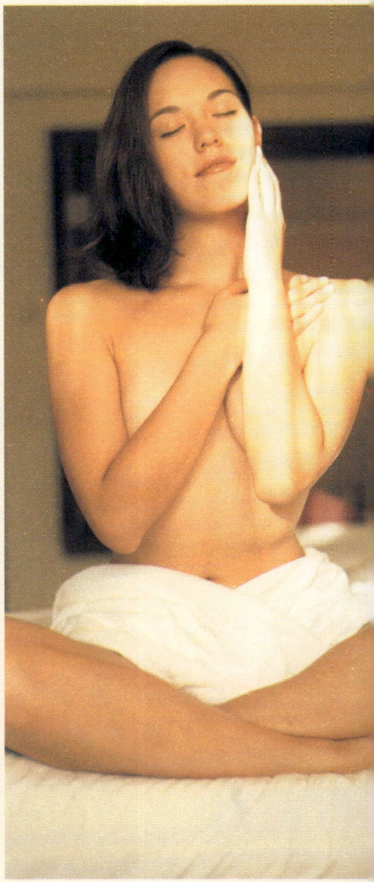

第五章 中壮年保养

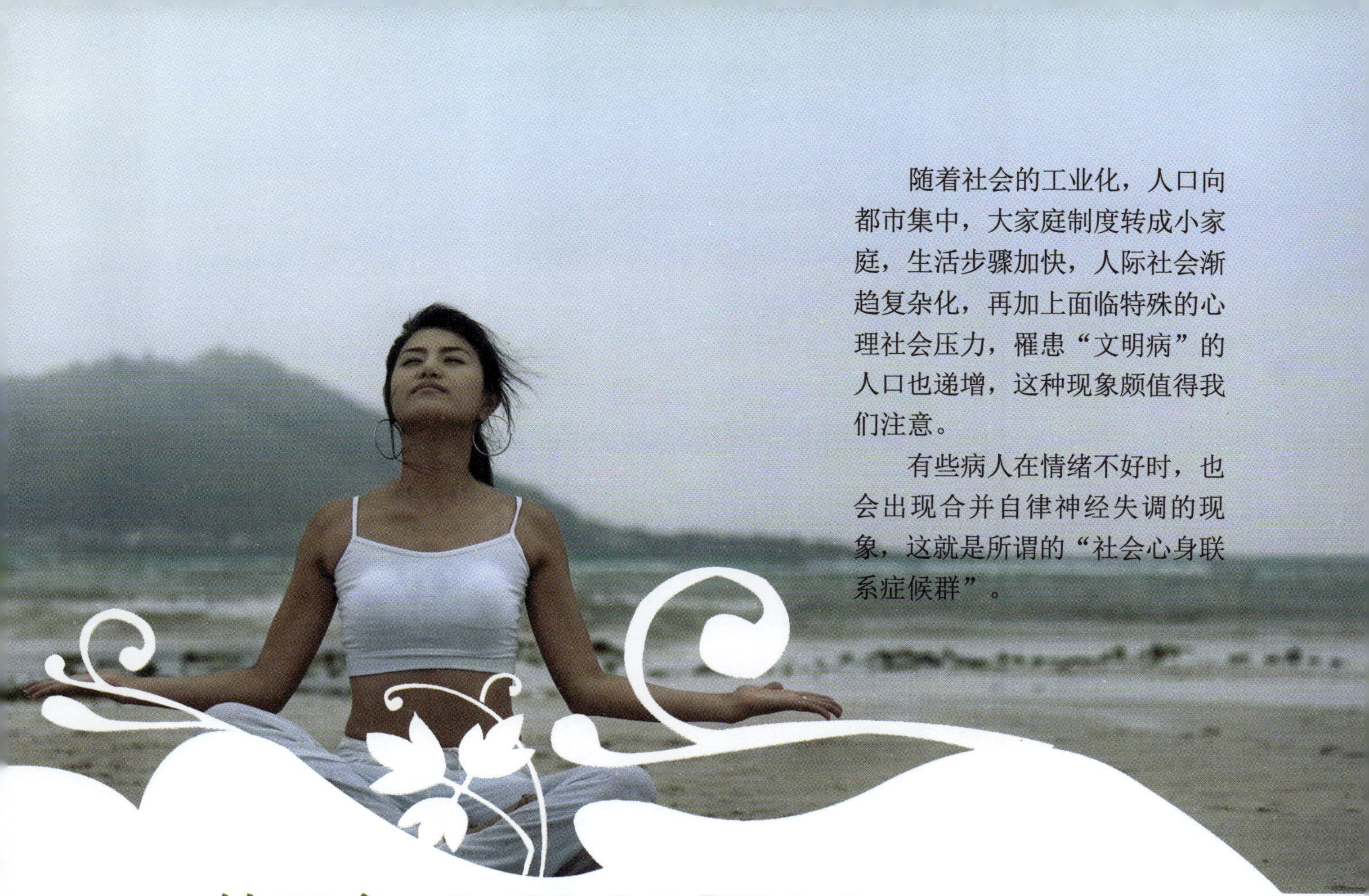

随着社会的工业化，人口向都市集中，大家庭制度转成小家庭，生活步骤加快，人际社会渐趋复杂化，再加上面临特殊的心理社会压力，罹患“文明病”的人口也递增，这种现象颇值得我们注意。

有些病人在情绪不好时，也会出现合并自律神经失调的现象，这就是所谓的“社会心身联系症候群”。

1. 失眠兼神经衰弱
2. 人人叫你“小心肝”
3. 解决胃炎，工作效率更高
4. 腰酸背痛吗？
5. 没有五十肩，身心更愉悦

PART 1 失眠兼神经衰弱

症状

心悸胸闷、肠胀气、尿频、便秘或腹泻如大肠急躁症、盗汗、月经不规则、性冷感、阳痿或早泄、腰酸背痛、头痛、失眠。

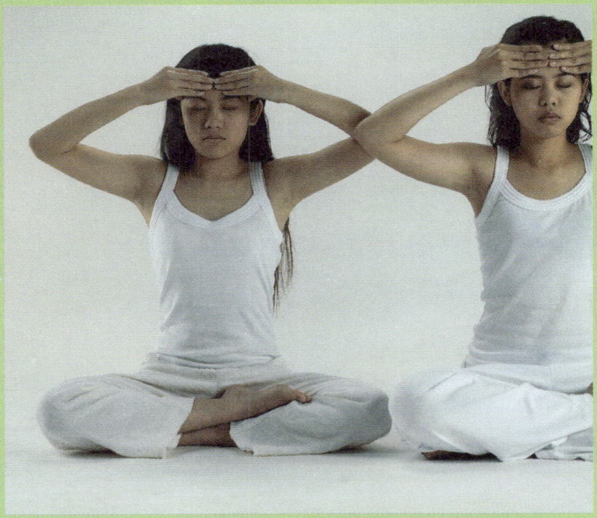

故事

48 岁的陈先生因遭受离婚打击，面临很大的精神压力，常常会有失眠、胸闷的现象，经医生诊断后证实罹患“精神官能症”，事实上也就是所谓的“神经衰弱”，病因夹杂先天体质脑细胞功能脆弱．也与后天如心理、社会环境因素等有关。

为了有助于陈先生的康复，在进行心理治疗的同时，患者的饮食营养也不应忽视。大脑需要的营养物质，除了脂肪类、蛋白质、糖类、氧气和水分以外，其他如维生素、钙、磷、钾、镁以及微量元素等也是不可缺少的。同时陈先生也接受精油芳疗来稳定情绪。

保养精油

1．治疗头痛

精油配方：薰衣草精油 2 滴+快乐鼠尾草精油 4 滴+香蜂草精油 2 滴+30ml 基础油，滴在手帕上、泡澡、香薰皆可。

30ml 基础油+佛手柑精油 5 滴+岩兰草精油 5 滴+迷迭香精油 5 滴，可减缓头部抽痛，纾解压力。

2．治疗失眠

精油配方：薰衣草精油 3 滴+茉莉精油 3 滴+檀香精油 2 滴。

基础油 25ml+橙花精油 6 滴+薰衣草精油 4 滴。

专家观点

尽管神经衰弱是一种没有脑部器质性损害的功能性疾病，但是注意补充大脑所必需的营养物质，还是非常必要和有益的。

因为代谢的一些必需营养物质的缺乏，不仅对疾病的康复不利，且会加重其本身存在的神经衰弱的症状。

头痛 芳疗经络图

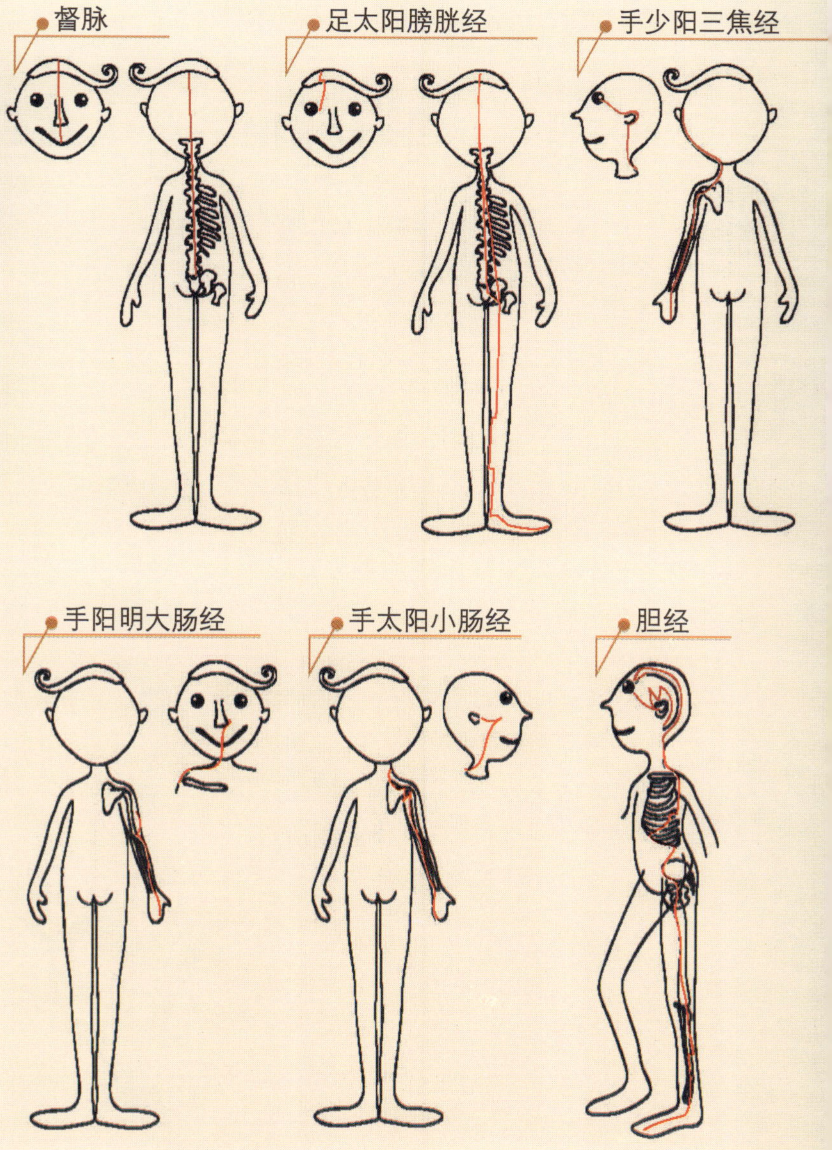

失眠兼神经衰弱 使用精油

鼠尾草

植物科属： 唇形科，洋苏草属。

概　　述： 常绿芳香灌木，此木生于灌木丛，通常是全年生，能长到约69厘米高，有织纹的叶呈灰绿色，开蓝紫色花。

萃取部位： 叶及花朵。

主要成分： 樟脑、洋苏草醇。

功　　效：

1. 使神经、消化系统运作正常。
2. 促进淋巴液的流动，对循环系统有净化的功能。
3. 有效治疗女性生殖系统，能调解经期、更年期、不孕。
4. 能改善便秘、水分滞留、肥胖症。
5. 是十分良好的滋补剂，对复原期间的体质衰弱很有益处。

使用方式： 按摩、沐浴、熏蒸。

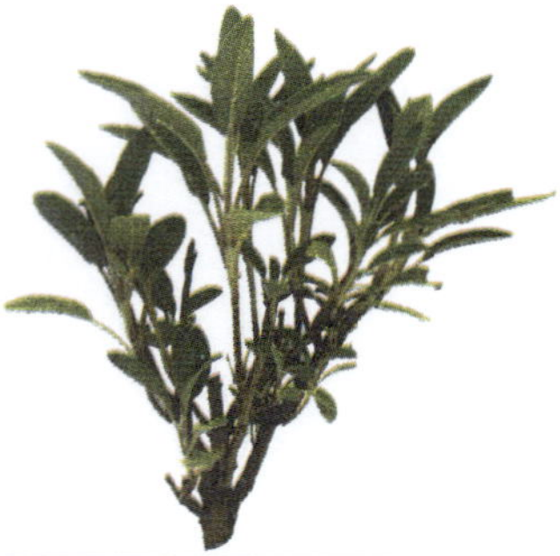

鼠尾草／精油的用法

1 更年期停经的好帮手

女人在更年期停经是人生必经的过程。

配　　方：

茉莉精油2滴、玫瑰精油2滴、洋甘菊精油4滴、天竺葵2滴、鼠尾草精油2滴。

使用方法：

时常于腹部生殖系统处按摩，可加强体内植物性荷尔蒙及帮助代谢水分滞留。

2 男人无法体会的经痛

在月经来前五天及经期期间。

配　　方：

玫瑰精油2滴、依兰精油2滴、香蜂草精油4滴、茉渥刺精油5滴、迷迭香精油4滴、鼠尾草精油4滴、西洋蓍草精油2滴。

使用方法：

作按摩。

檀　香

植物科属： 檀香科，檀香属。

概　　述： 高大的常绿树以印度迈所所产最著名，白檀香精油是蒸馏硬质木心和根部而得。

萃取部位： 树木心和根枝。

主要成分： 酯质、檀香醇。

功　　效：

1. 放松、平衡身心、纾解压力、催情、帮助注意力集中和静坐。
2. 增强免疫系统、平衡荷尔蒙。
3. 适用于干性 / 老化 / 缺水 / 油性肌肤，预防面疱感染。

注意事项： 心情沮丧时请勿使用。

使用方式： 熏蒸、按摩、沐浴、吸入。

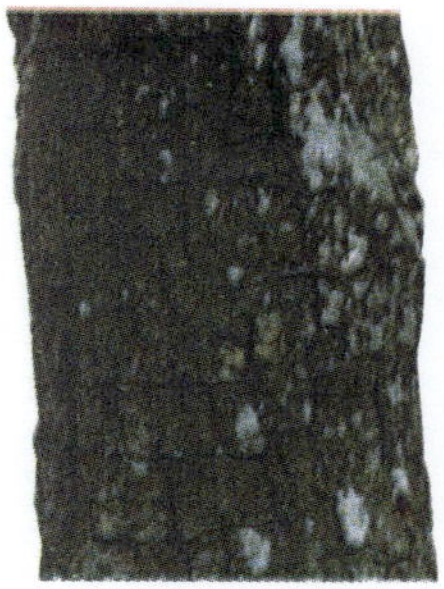

檀香 / 精油的用法

1　膀胱的滋补剂

产后的妇女夜晚起来排尿的次数越来越多是因为膀胱下垂老化的关系。

配　　方：

檀香精油 5 滴、岩兰草精油 5 滴、月见草精油 30ml。

使用方法：

作膀胱及臀部的按摩。

2　灵性提升

檀香精油在宗教里有非常崇高的地位，它可净化属于灵性的部分，传说是与神界沟通的物质。

使用方法：

按摩、沐浴、熏蒸。

香 柏

植物科属： 柏科，桧属。

概　　述： 原产于北非、中国和美国，是一种高大的红木，木质香有点像檀香的味道。

萃取部位： 树木。

主要成分： 香柏醇。

功　　效：

1. 能协助思考和集中精神，纾解神经紧张。
2. 对生殖、泌尿系统有很好的疗效。
3. 治疗膀胱炎，可调解肾脏功能。
4. 能改善支气管炎、咳嗽、流鼻水。
5. 有效治疗头皮屑和掉发。

使用方式： 按摩、熏蒸。

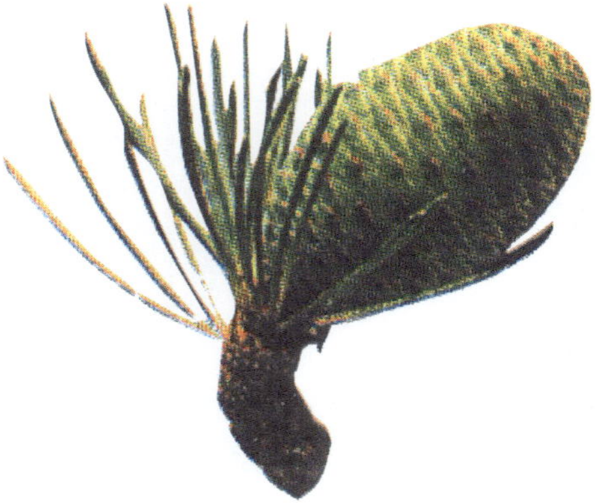

香柏／精油的用法

1　考试的必备芳香配方

配　　方：

香柏精油 5 滴、依兰精油 5 滴、薄荷精油适量。

使用方法：

可滴在手帕上或擦在脖子上，对脑压的放松及肩膀僵硬有非常好的功效。

2　向秃头说 Bye Bye

掉发是一种警讯，压力大或荷尔蒙不适都会有此状况。

配　　方：

香柏精油、迷迭香精油、薰衣草精油加荷荷巴精油 5ml 可帮助毛囊再生。

使用方法：

按摩头皮。

失眠

芳疗经络图

督脉

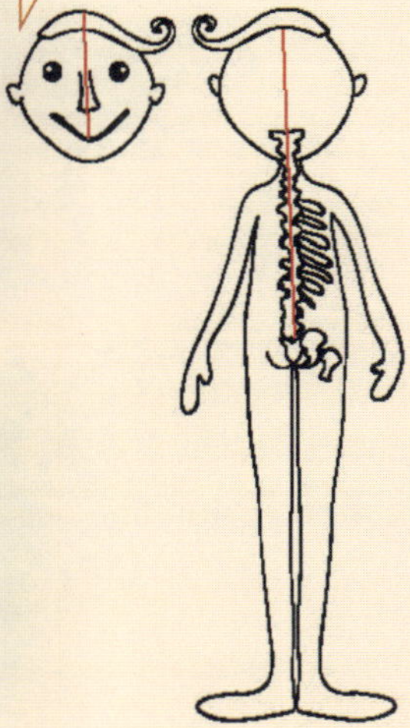

足太阳膀胱经

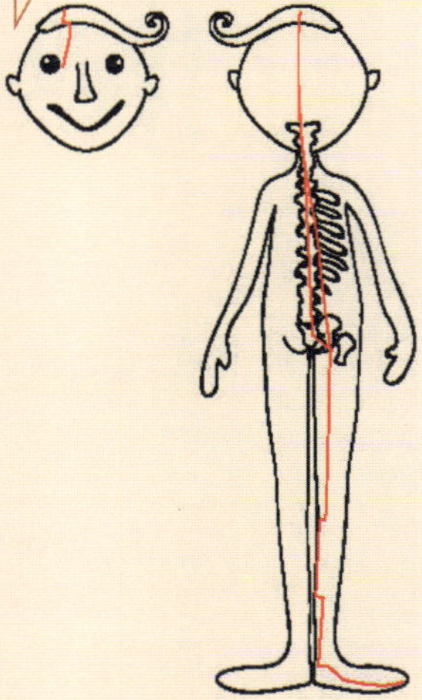

手少阳三焦经

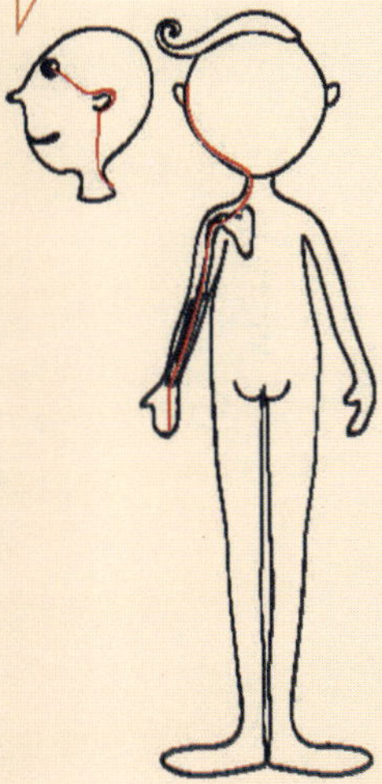

手阳明大肠经

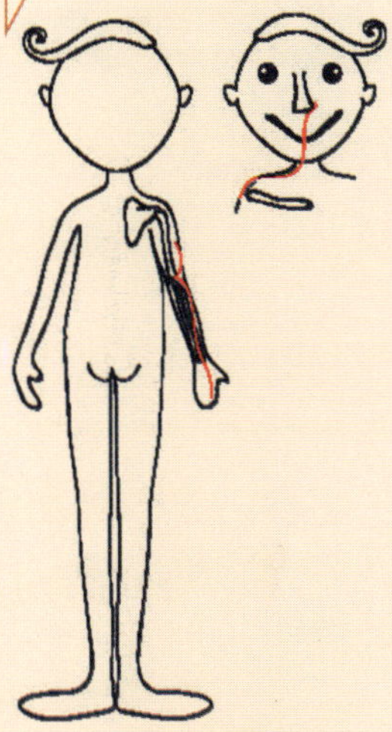

任脉

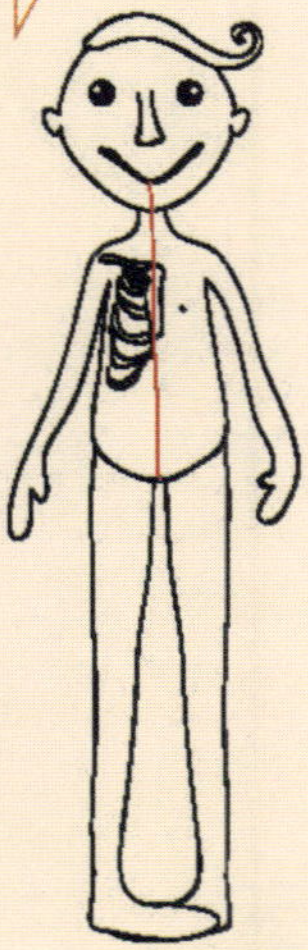

手太阳小肠经

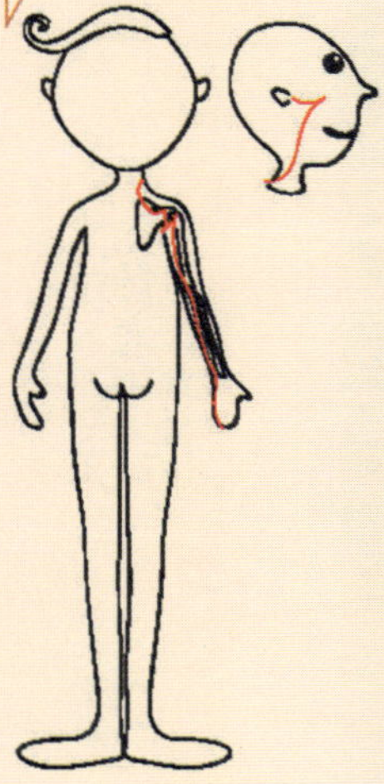

手少阴心经

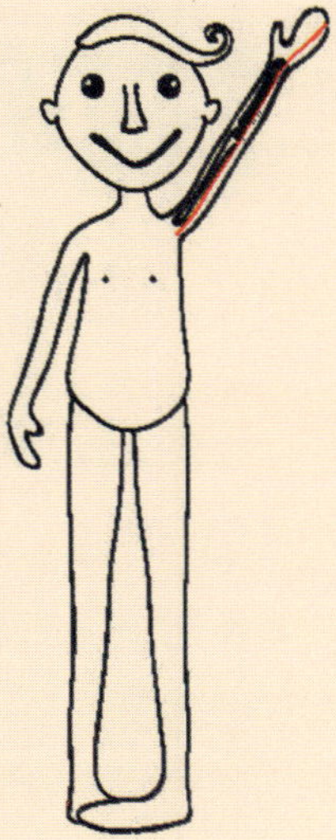

胆经

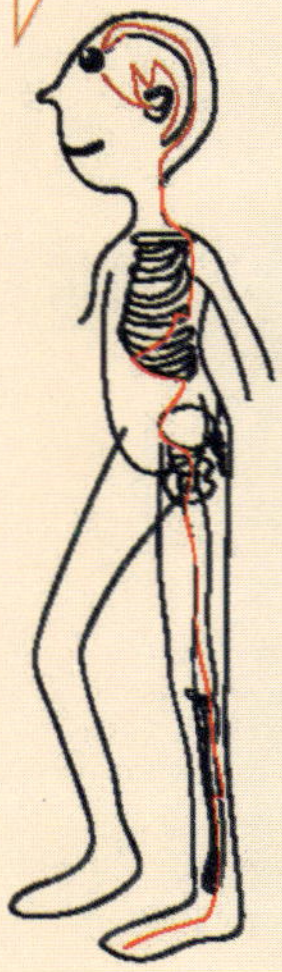

PART② 人人叫你“小心肝”

症状

不易入睡、口臭、口腔病毒感染。

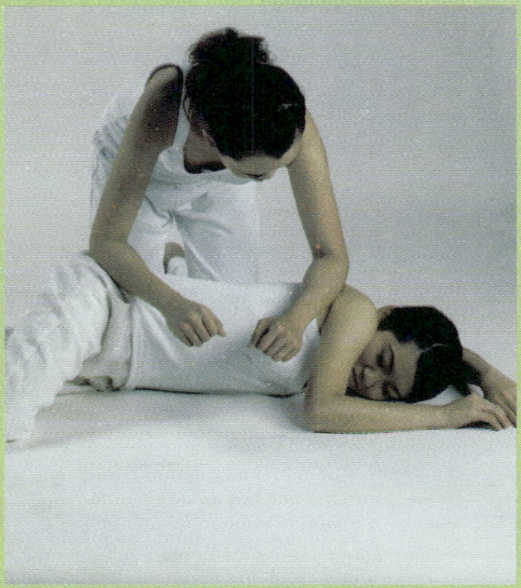

故事

42岁的张先生有失眠现象，脸色青绿、精神不济，刮痧时刮出一片淤青，经由芳疗师从他的肝经、胆经判断证实，他的症状正是肝火旺盛。于是建议他使用葡萄柚精油按摩于胆经，洋甘菊精油按摩于肝经，再用洋甘菊和紫檀精油按摩于头部八条经络。平常在家自行泡澡并按摩，一周1～2次。

第一个月后成效开始出现，张先生的脸色已经获得改善，第二个月身体刮痧的淤青也减少不少，第三个月失眠困扰也解决了，目前持续一个月两次的保养。

肝火易受气候影响，而在夏天更较平时旺盛。夏天因天气热本来就容易口干舌燥，再加上肝火旺，便造成人不容易入睡、易失眠。

季节交替时肝火也特别容易受影响，此时易引起病毒感染，引起口腔溃疡、牙龈肿痛。肝火的症状中，口腔溃疡部分与病毒感染有关，因为季节交替时温差改变，空气中的病毒、过敏原伺机发作，所以人体较容易受到病毒感染。有些人在季节转换时，可能适应力较差，身体在调节中引起不舒服，都是所谓肝火的表现。

保
肝

消除口臭

肝火旺易有口臭。

配　　方：水 1 杯+柠檬精油 1 滴+薰衣草精油 1 滴+薄荷精油 1 滴。

使用方法：漱口，小心不可吞食！

专家观点

建议平常应避免辛辣、油炸食物，尽可能维持睡眠充足。在饮食方面，蛤蜊汤是不错的选择。

芳疗经络图

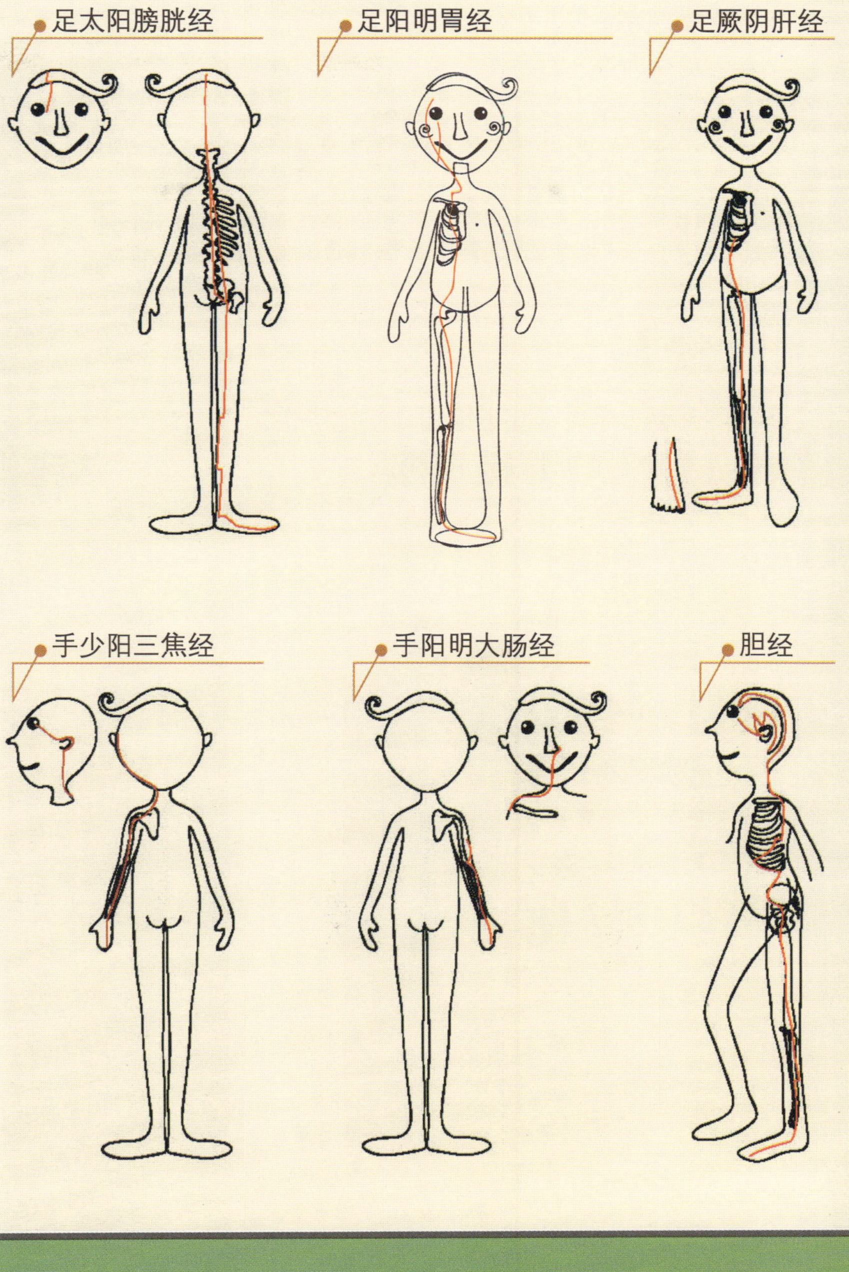

PART 3 解决胃炎，工作效率更高

症状

上腹部疼痛、肚子饿痛，吃饱了也痛，大都是闷闷地痛，很少剧烈地疼痛，另外伴随着有腹胀、恶心、呕吐、食欲不振的症状。

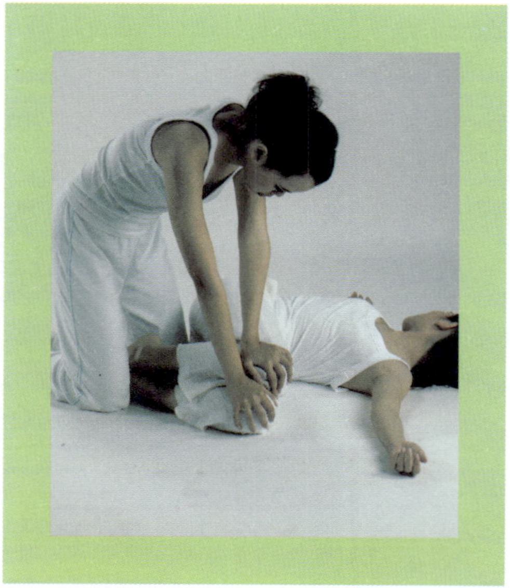

故事

伍女士年过半百。前阵子一时疏忽吃了不新鲜的食物，导致胃胀引发胃炎。她多次求助西医门诊，病情却毫无起色，不但要忍受肚子的疼痛，还有食不下咽的厌食感，觉得食物很恶心，这让在商场工作需要陪客人吃饭应酬的伍女士感到很有压力，怕会影响工作表现。

芳疗师建议她使用依兰精油，可调整情绪、放松神经及纾解压力，加上杜松浆果跟茴香等精油，改善胃胀气，强化消化系统，促进新陈代谢。在1～2次的芳香疗法后，伍女士得到情绪压力的释放。现在她更有活力在商场上冲刺，拼劲完全不输给年轻人，食欲恢复后也可以再次愉快地用餐；主要消化系统的改善，让她终于摆脱了靠西药止痛的日子。

俗话说：“民以食为天。”现在讲究饮食的人越来越多，除了要谨慎注意餐厅的卫生跟食物的新鲜，还是有很多人因饮食习惯偏差，往往囫囵吞枣，咀嚼不到几口就连带空气统统吃下肚，造成胀气疼痛，肠胃不适，让人叫苦连天。拥有正确的饮食习惯很重要，但是现在也可以通过芳香疗法来健胃整肠，保养健康。

专家观点

胃炎的症状并不特定，所以要真正了解需要做内视镜，同时做切片检查才行。

足阳明胃经

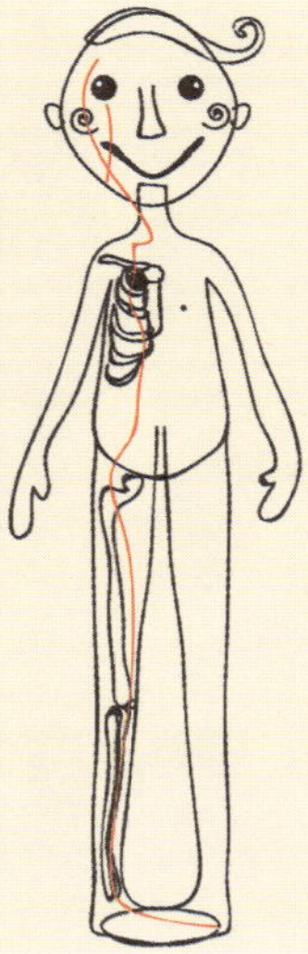

手少阳三焦经

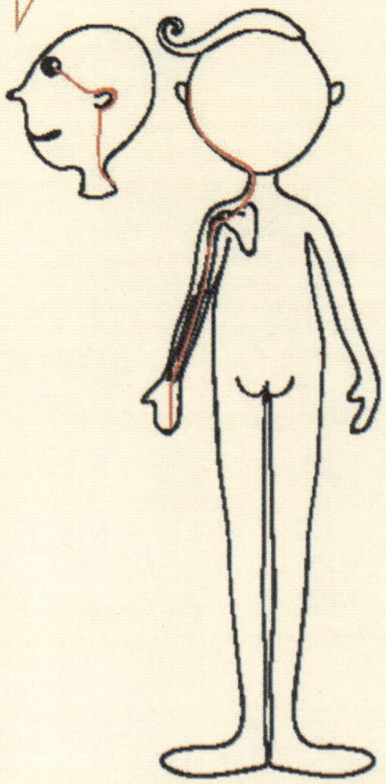

手阳明大肠经

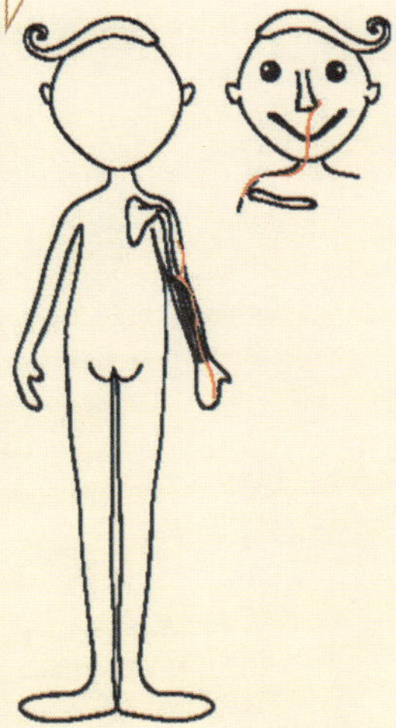

足太阴脾经

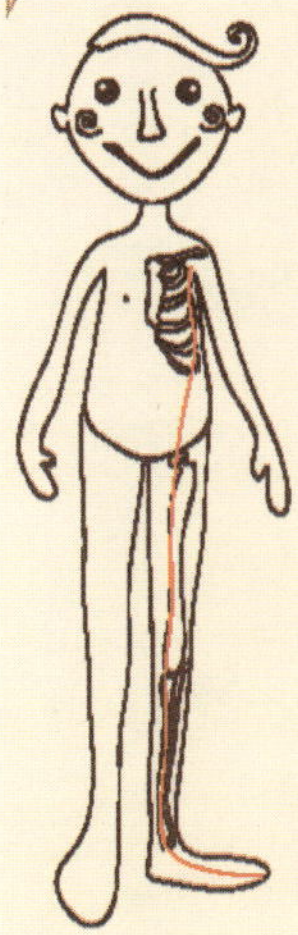

手太阳小肠经

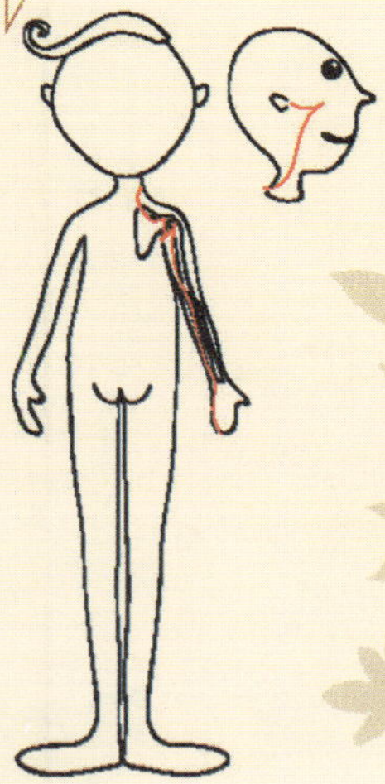

保养精油

1.依兰精油
2.杜松浆果精油
3.莳萝子精油

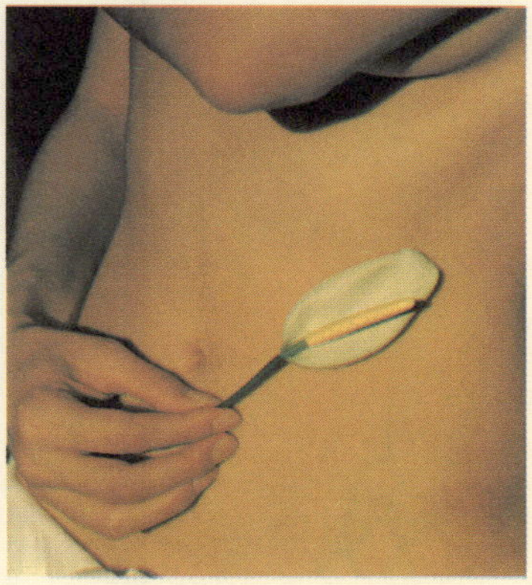

PART ④ 腰酸背痛吗？

症状

腰部酸、疼痛，疲倦。

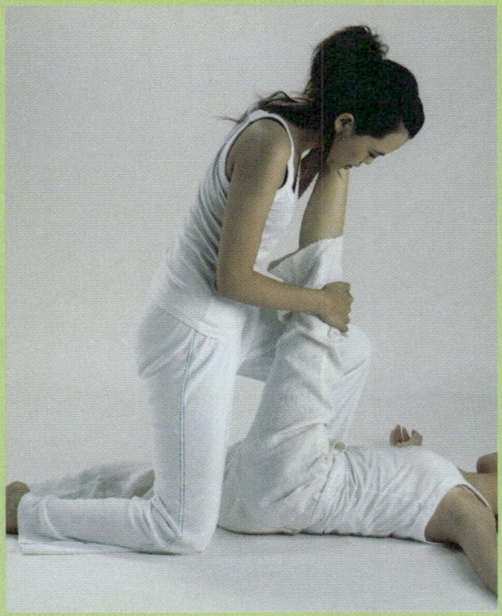

故事

41岁的林小姐是位美容师，她因长久站立工作，造成腰痛不适。在工作上努力带给别人美丽，做得尽善尽美，却赔上自己的健康，每当季节气候转变就会腰痛不已，站或是坐太久都会疼痛不适，更别说是参与剧烈活动了。因为腰部血液循环不良，到了晚上她更是睡不着觉，睡眠不好又要担心影响白天工作表现。

在芳疗师的建议下，她每天在腰部涂抹2~3次稀释的百里香、岩兰草、西洋蓍草精油，具有抗痉挛、治疗关节炎的效果，几天使用下来后，效果极佳，状况得到明显改善。现在不但可以从事喜爱的户外运动，久站或久坐也不会感到不适，睡眠品质也变好了，白天继续扮演带给别人美丽的角色。

许多上班族因为长期工作姿势不良，造成肌肉过度伸张，长久衍生为肌膜疼痛症候群。许多人年纪轻轻就肩颈酸痛，甚至连坐着不动都痛得难受，这是现代文明病，是一种因为工作压力、姿势不正确造成的肌膜疼痛症候群。只要依循芳疗师指示使用精油配方按摩就能改善毛病，谁说打针吃药才是唯一的解决方法呢？

专家观点

改善腰痛的毛病，可穿护腰带或硬背架、内服中药以及开刀治疗。

腰痛 使用精油

百里香

植物科属：唇形科，百里香属。

概　　述：这种亚灌木生长于英国、西班牙和澳大利亚，茎木质且分枝多，长着小而尖的灰绿色叶片，有浓郁的香味，花朵为白色或粉紫色。

萃取部位：叶及花朵。

主要成分：龙脑醇、百里酚、丁香油烟、松油烟。

功　　效：

1. 能治疗风湿、痛风、坐骨神经和关节炎、关节肿胀。
2. 可治疗尿道炎、膀胱炎，杀菌、排除尿酸，刺激白血球的制造。
3. 可有效治疗咳嗽、气喘和各种肺部感染，是非常“热性”的精油。
4. 对抗头皮屑和抑制落发十分有效。
5. 改善消化不良、迟滞的消化作用、胀气，驱除蠕虫。

使用方式：按摩、沐浴、熏蒸。

百里香 / 精油的用法

1 咳嗽及感冒的良方

在感冒流行季节，百里香精油加在熏灯里可净化空气。配合薄荷精油5滴、柠檬精油3滴，可作非常好的口腔漱口剂，有效杀菌。

2 自制风湿、痛风的精油

对于家中的长辈有风湿、痛风症状的，用百里香精油5滴、榄香脂精油5滴、黑胡椒精油5滴、琉璃苣精油50ml调配而成的精油，可时常在家中作按摩舒缓用。

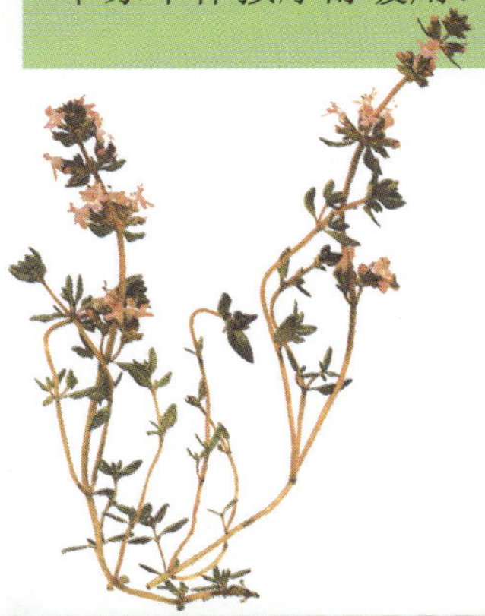

岩兰草

植物科属： 禾本科，须芒草属。

概　　述： 分布于热带地区，印度、爪哇、海地等。此植物油很难与水分离，所以产量很少，其根越老萃取出的油越好，气味越陈越香。

萃取部位： 根。

主要成分： 安息香酸、岩兰草醇、糖醛、岩兰草酮。

功　　效：

1. 缓和紧张，放松心情，镇静及平衡思绪，增加抗压性。
2. 增强免疫力，缓和肌肉疼痛，调节生理周期。
3. 适用于油性及面疱肌肤，能消炎杀菌。

注意事项： 孕妇、婴幼儿应小心使用。

使用方式： 按摩、熏蒸。

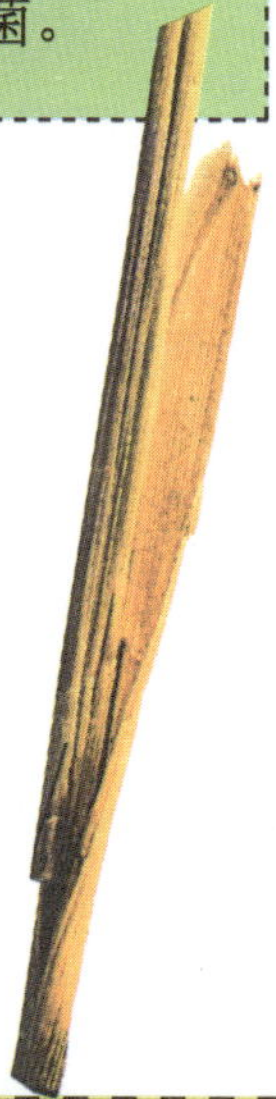

岩兰草／精油的用法

1 深层减压

压力从身体心灵深处解放出来，帮助舒缓不安的精神状况。

配　　方：

岩兰草精油3滴、洋甘菊精油2滴、茉莉精油2滴。

使用方法：

按摩、泡澡、熏蒸。

2 关节疼痛

肌肉疼痛的情形，可以使用这个配方与使用方法热敷按摩。

配　　方：

岩兰草精油5滴、姜精油3滴、榄香脂精油适量。

使用方法：

按摩、泡澡、熏蒸。

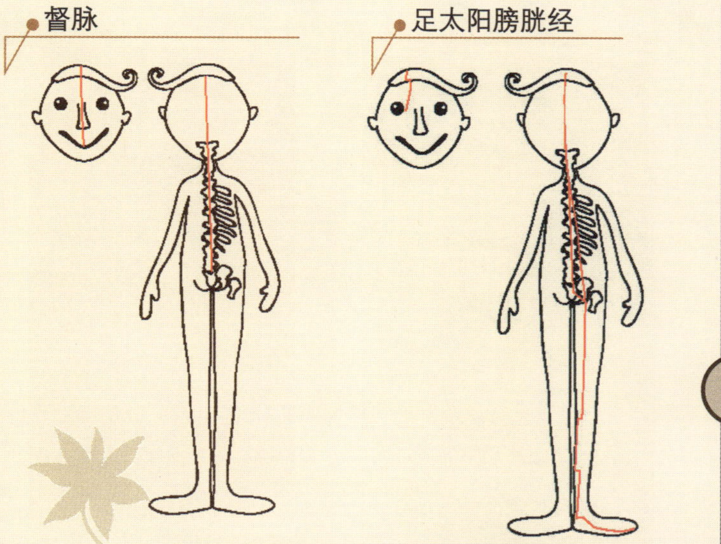
督脉
足太阳膀胱经

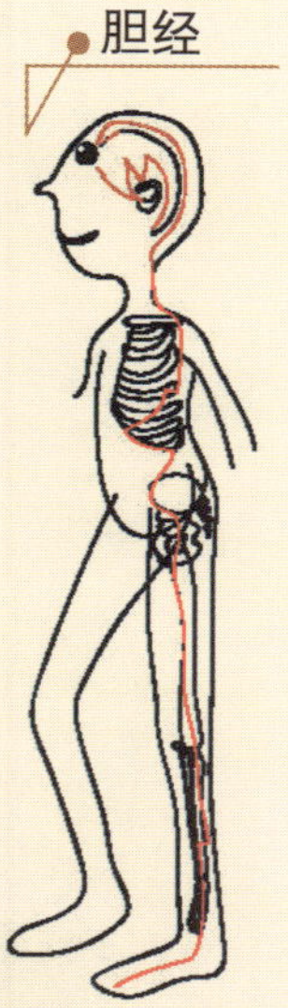
胆经

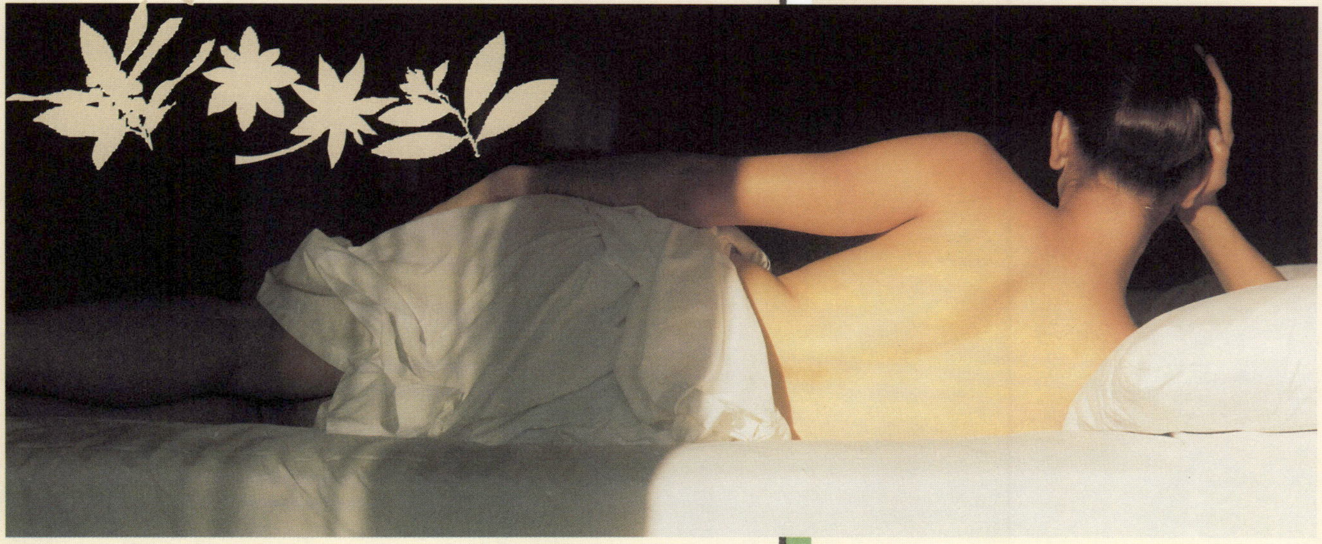

PART 5 没有五十肩，身心更愉悦

症状

肩膀酸楚难忍、僵硬，局部怕冷，夜痛加重。

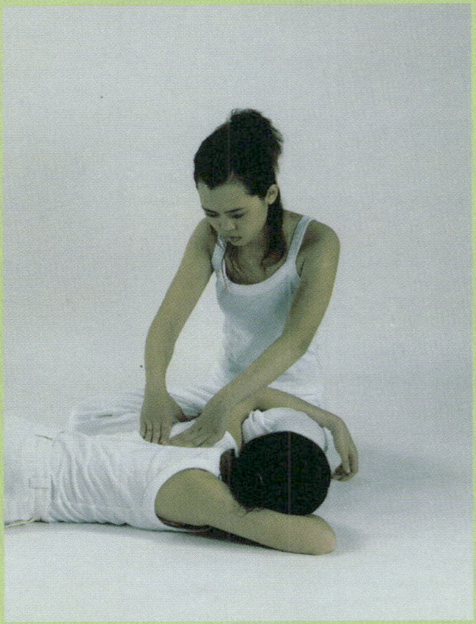

故事

52岁的苏女士是位家庭主妇，生活一直都是朴实俭约，但这十多年来有肩颈僵硬酸痛的毛病，腰部也会酸痛，脸上还出现斑点。这恼人的衰老症状，让苏女士下定决心寻求解决的方案。

于是在芳疗师的建议下，她使用黑胡椒、榄香脂、乳香、没药调配成的神经系统精油配方，搭配SPA保养，每星期1次，加强手臂心经、心包经及肩颈的保养，再针对腰酸的部分做调养，再敷海泥，至第3次时，淋巴处出现排毒出来的小疹子，之后再密集做排毒疗程保养。

现在苏女士觉得肩颈僵硬的地方软化许多，平常在家就使用没药、鼠尾草精油擦拭按摩肩颈、风池-风府穴、委中-委阳穴作为居家保养，几个月后明显改善了肩膀十几年的沉重，现在苏女士觉得身体轻松，精神抖擞，让她相当喜悦。

通常肩部疼痛多发于45~60岁，故称五十肩，令患者感到肩膀酸楚难忍，影响睡眠。看到苏女士的改善成功，让我们更相信接受芳香疗法对身心调理的帮助。

专家观点

目前可通过药物治疗、关节内注射、物理治疗、松动术、自我运动等方式来改善治疗。

五十肩 使用精油

黑胡椒

植物科属： 胡椒科，胡椒属。

概　　述： 原产于新加坡、印度及东南亚、茎粗状墨绿色的叶片，穗状花序白色，果实由绿变暗红，生长可达 6 米以上。

萃取部位： 树木。

主要成分： 丁香酚、樟烯、丁香油脂。

功　　效：

1. 增强意志力和耐力，适合冥想、长程开车、演讲等。
2. 能减轻肌肉疼痛，促进脾脏制造血细胞，对贫血很有助益。

使用方式： 按摩、沐浴、吸入、熏蒸。

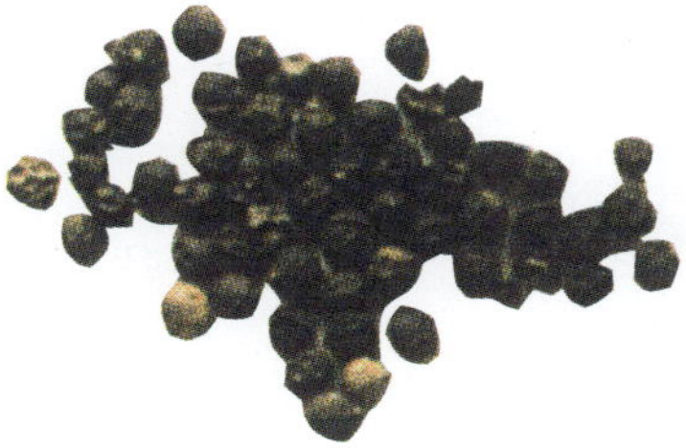

注意事项： 可调节经期，因此避免在怀孕期间使用。对静脉曲张具疗效，使用时仅需在患部轻轻擦过即可。

黑胡椒/精油的用法

滋补关节痛

关节疼痛，是停经妇女最担心的问题。

配　　方：

黑胡椒精油 4 滴、橄香脂精油 5 滴、安息香精油 2 滴、月见草精油 20ml。

使用方法：

按摩。

改善恼人的膀胱炎

配　　方：

百里香精油 1 滴、黑胡椒精油 1 滴、佛手柑精油 1 滴、安息香精油 1 滴、乳香精油 2 滴、茴香精油 1 滴、肉桂叶精油 1 滴、茶树精油 1 滴。

使用方法：

在睡前可用作下腹部系统的按摩，增加膀胱的能量。

乳　香

植物科属： 橄榄科，乳香属。

概　　述： 乳香树是生长在东非及阿拉伯东南部的一种小树，切开树皮会发现一种白色浆液。乳香是熏烧在庙宇和宗教仪式中的一种非常古老的香料。

萃取部位： 树脂。

主要成分： 乳香醇、樟烯、杜松帖烯。

功　　效：

1. 让呼吸不再急促，让感觉平稳，能帮助安抚焦虑的精神状态，减轻焦虑及压力，增加耐力及持久力，心情平静、清醒，对产后忧郁症有帮助。
2. 帮助专心，改善支气管炎、咳嗽、感冒、喉炎，化痰剂。强化呼吸系统，改善气喘，净化空气。
3. 具有抚平皱纹的功效，也能平衡油性肤质，且对伤口、疮伤、溃疡及发炎均有效果，非常适合成熟型肌肤。

使用方式： 按摩、沐浴、熏蒸、吸入。

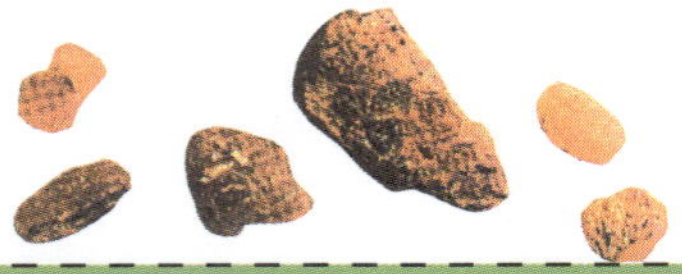

乳香 / 精油的用法

1　通乳腺、调经血

疏通乳腺能让经期更顺畅，帮助经血排出，让子宫更干净。

配　　方：

乳香精油 2~4 滴、玫瑰精油 2 滴、广霍香精油 2 滴、榄香脂精油 5 滴、牛膝草精油 3 滴、月见草精油 5ml。

使用方法：

做胸部按摩。

2　回春圣品

青春痘、暗疮、皱纹皆能使用乳香精油让你恢复青春面容。

配　　方：

乳香精油 2 滴、檀香精油 2 滴、依兰精油 2 滴、欧白芷精油 2 滴。

使用方法：

时常作全身性的芳香按摩。

五十肩

芳疗经络图

督脉

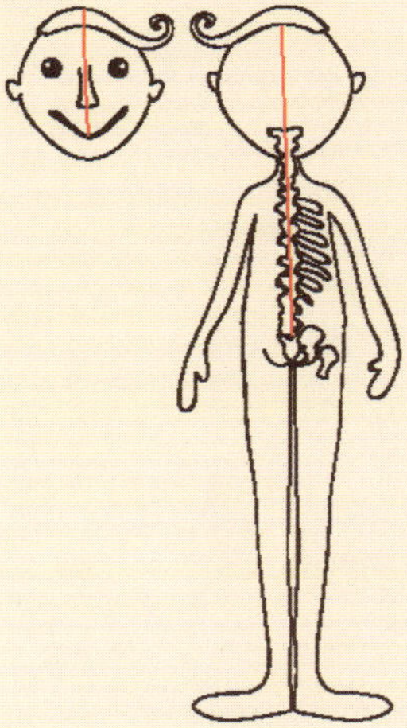

足太阳膀胱经

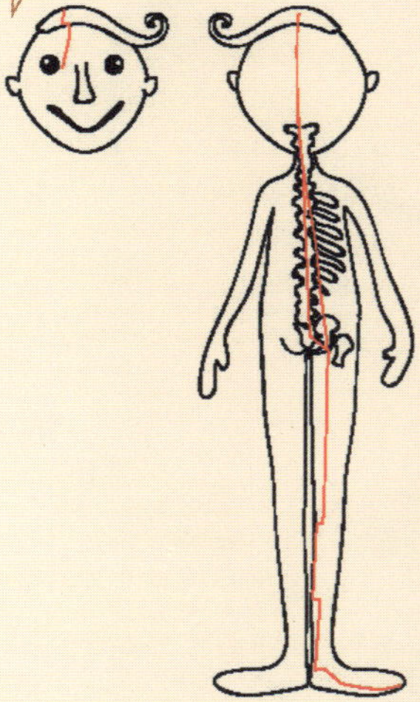

手少阳三焦经

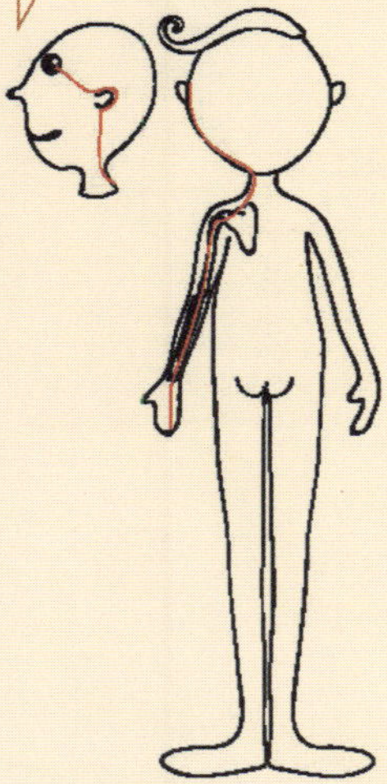

手太阳小肠经

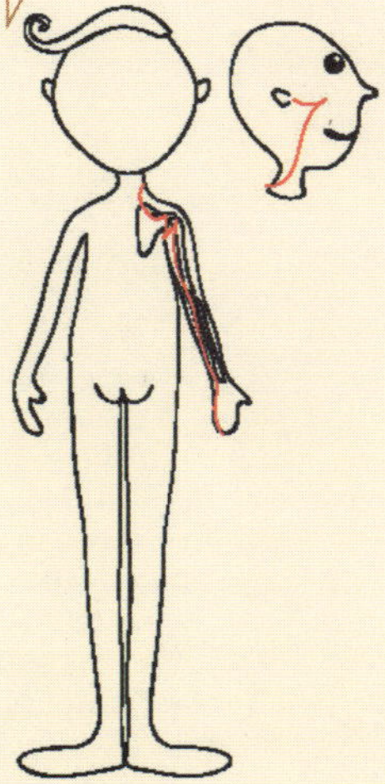

手阳明大肠经

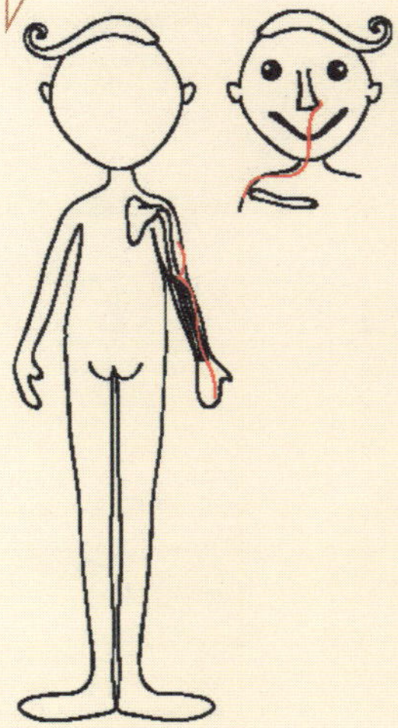

胆经

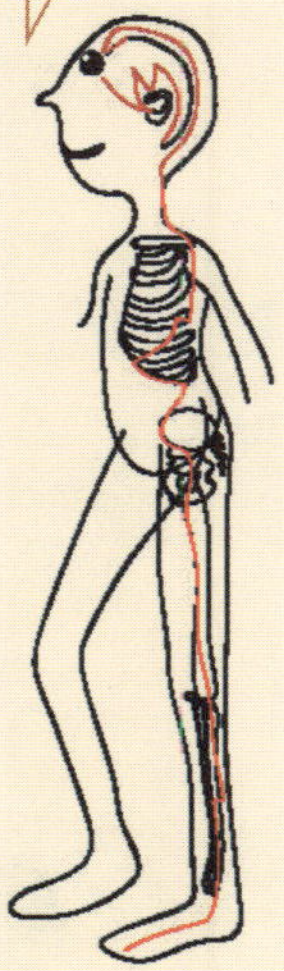

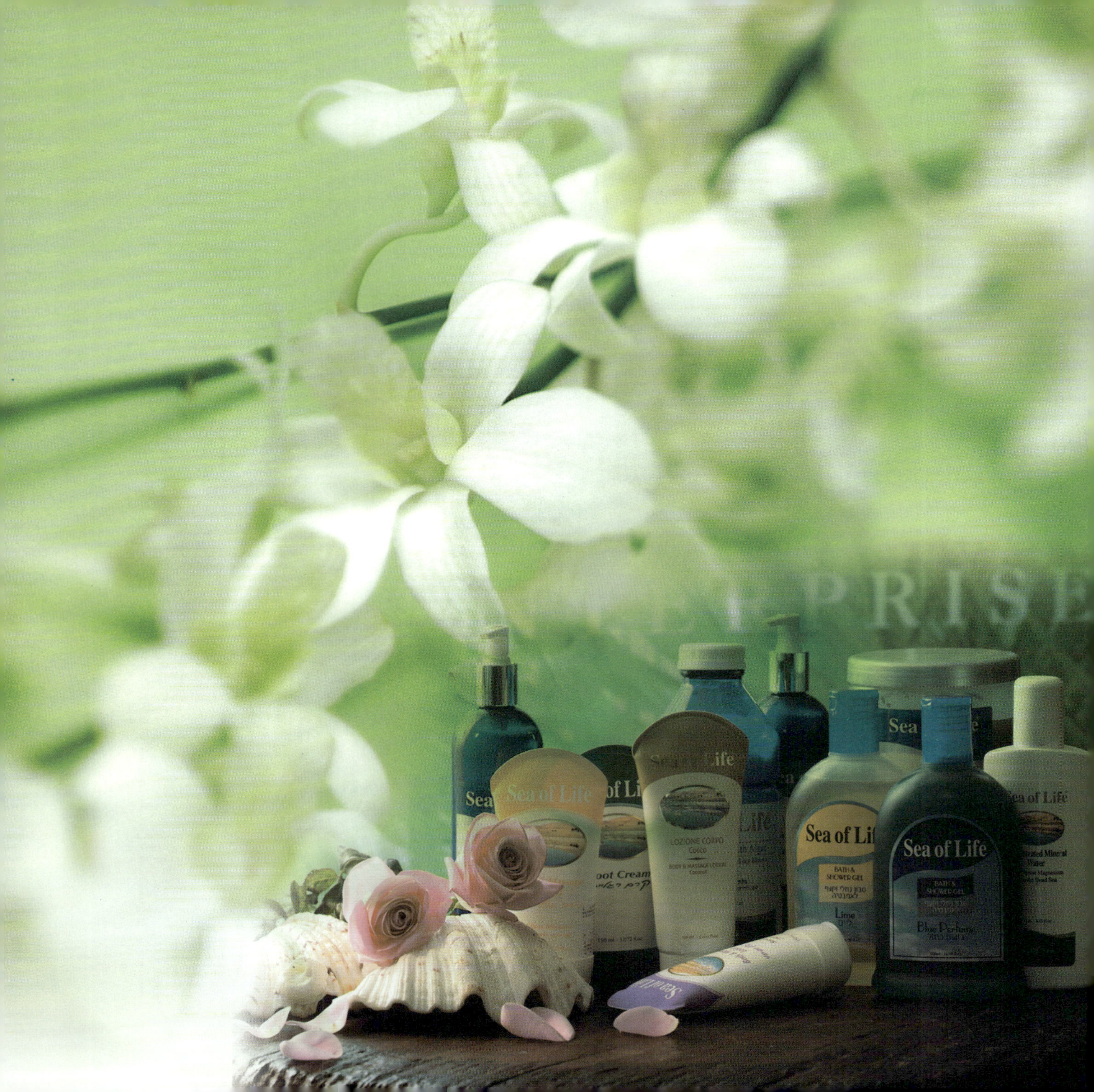
PRISE
Sea of Life
Sea of Life
LOZIONE CORPO
Cocco
BODY & MASSAGE LOTION
Coconut
Sea of Life
BATH & SHOWER GEL
Lime
Sea of Life
BATH & SHOWER GEL
Blue Perfume
Sea of Life

爱情让女人不顾一切地投入，诗人们常咏颂爱情的欢乐与悲伤，细腻刻画女性一直扮演那种焦虑、期待、思念、追忆的角色，所以有人说：“爱情是一种轮回的病，好了又病。”

现在的新女性，当你爱着别人时，你有没有多体谅自己？善待自己？学会更爱自己呢？当你为爱牺牲、奉献宝贵的青春，关心家庭婚姻的同时，你有没有注意自己的身体健康是否已经发出警讯，而你毫不自知呢？

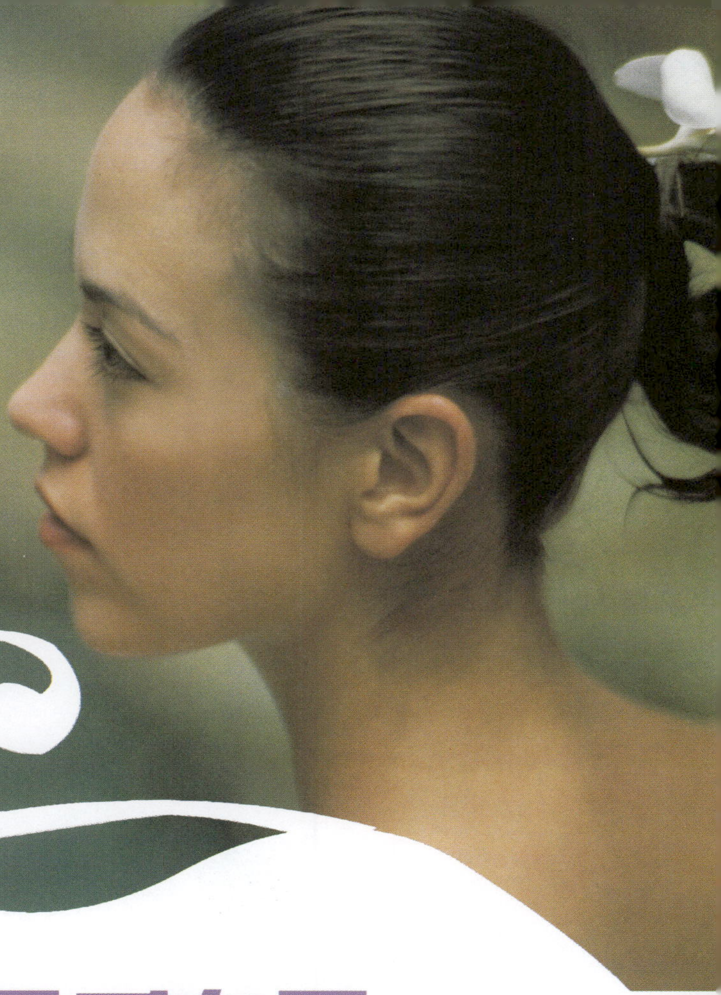

第六章 女人更要爱自己

1. 久站久坐，易惹蜂窝性组织炎
2. 子宫切除后还是完整的女人？
3. 卵巢囊肿影响婚姻？
4. 胸部纤维囊肿不是乳癌

PART 1 久站久坐，易惹蜂窝性组织炎

症状

局部出现红、肿、热、痛，发烧、畏寒、全身倦怠、头痛或关节痛。

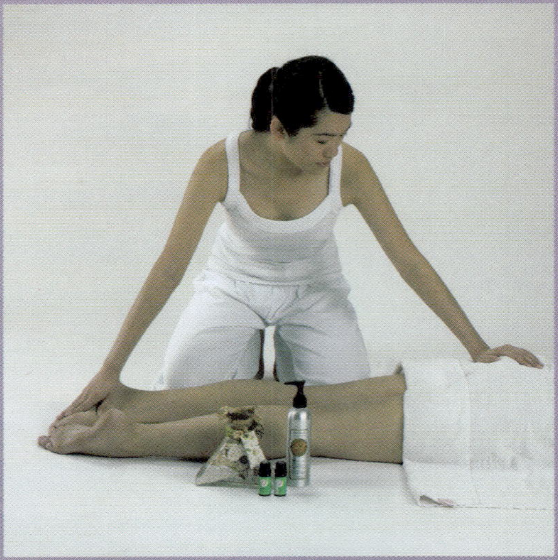

故事

58岁的刘女士是位教师，因经常久站久坐，长时间下来造成下半身循环变差，大腿侧边内蜂窝性组织炎明显可见，除了红肿还会发痛不适，组织炎丑陋突兀的外在，也让她很难过。

在芳疗师的建议下，她使用丝柏、没药、芹菜子、欧白芷等配方的精油，滋养保护，促进血液循环，现在蜂窝性组织炎已经消除红肿，而且体重也下降了1~2千克，体态更加窈窕轻松。

专家观点

人体的皮下脂肪层是许多像蜂窝状的组织，所以如果这个区域发炎肿大，就称之为“蜂窝性组织炎”。发生的成因主要是细菌感染，一般认为造成的细菌包括链球菌、葡萄球菌、大肠菌、嗜肉菌等，当皮下组织受到以上细菌感染，如果此时病人抵抗力很弱，就有可能形成蜂窝性组织炎。

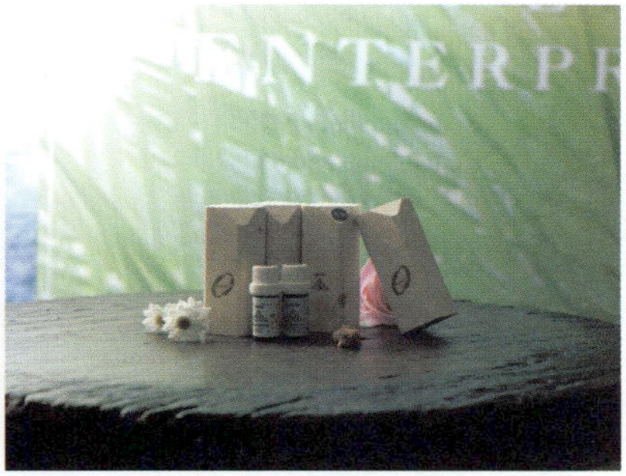

蜂窝性组织炎

芳疗经络图

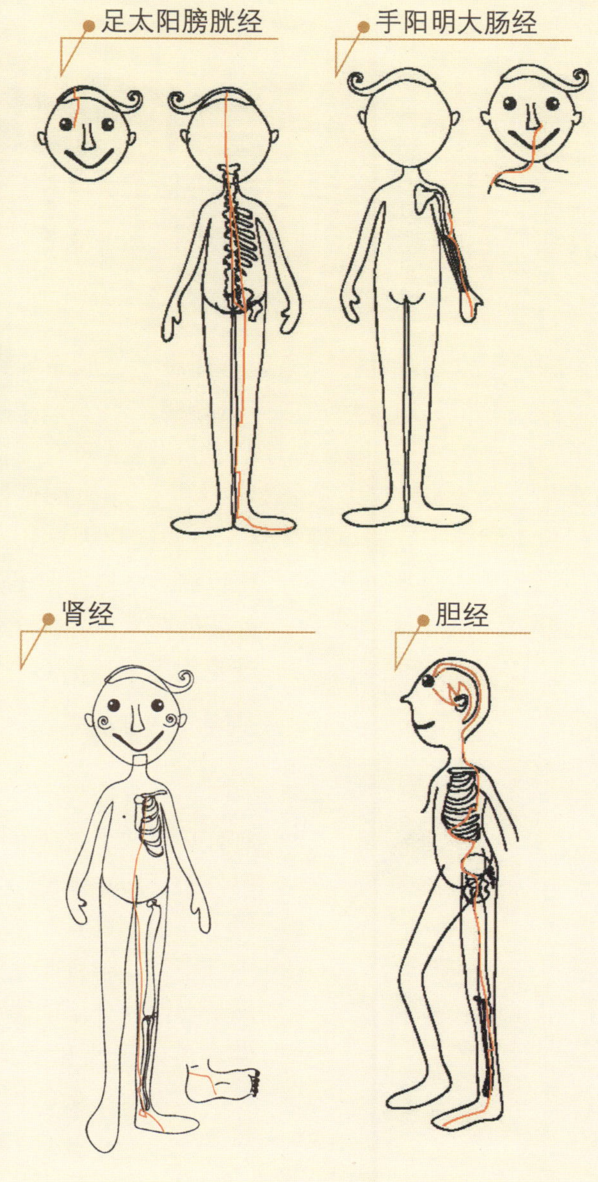

PART 2 子宫切除后还是完整的女人？

国内子宫切除的主要原因是罹患子宫肌瘤导致经血过多而贫血，或子宫肌腺瘤造成严重经痛，不少妇女因此选择切除子宫，一劳永逸。不过，国人对切除子宫态度仍较保守，妇女常认为“没有子宫就不是女人”，子宫属性器官的一部分，担心切除子宫影响性生活，这类文化因素让不少妇女宁愿忍痛，坚持保留子宫。建议医师若能在术前提供充分咨询，可避免病患术后的心理困扰。

症状

腹部肥胖，内分泌失调。

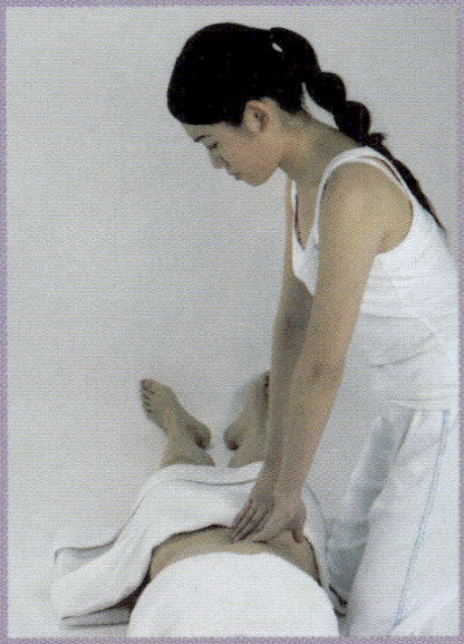

专家观点

恶性肿瘤与产后大出血是绝对有必要做子宫切除的，其余大部分子宫切除都是因为子宫肌瘤或子宫肌腺症。

子宫是孕育胎儿的所在，卵巢是女性内分泌的器官。在完成生育后，子宫虽有周期性的月经，却没有实际的用处。

故事

今年47岁的牛小姐是家庭主妇，年轻时长期接触化学物质，后来发现子宫里长了肿瘤，在医生评估下，必须切除子宫跟卵巢，但是手术后遗症却导致现在睡眠品质不佳、脸色暗沉、腹部肥胖以及内分泌失调。

在芳疗师的建议下，她使用乳香、没药、茉莉、玫瑰、洋甘菊、薰衣草、鼠尾草、牛膝草、西洋蓍草、天竺葵等精油，达到安抚失眠、放松情绪、调整荷尔蒙的效果。

使用上述配方保养，再加上死海泥敷体排毒，现在牛小姐的症状已经获得改善，睡眠品质变得良好，皮肤也变得光滑细致，青春许多。

注意：

对静脉曲张具疗效，使用时仅需在患部轻轻擦过即可。

茉 莉

植物科属： 茉莉科，茉莉属。

概　　述： 这种植物常年生，它的外形如优雅生长的矮小树丛，高度通常长到四至八尺。茉莉最引人注意的特征便是它生的黄白色花的浓郁香气，可谓是世上最清香的花，因此茉莉花备受世界各地民族的喜爱。其中以摩洛哥的茉莉精油最为珍贵，中国人则喜好以茉莉花制成花茶。茉莉精油又被称作“花精油之王”，萃取过程十分精细，所以它是最珍贵的精油。

萃取部位： 花朵。

主要成分： 苯甲醇、橙花醇。

功　　效：

1. 能安定心神并减轻沮丧感，安抚神经、温暖情绪。
2. 对妇女的生殖功能均具有疗效，是子宫的滋补剂，能助产。
3. 可用于干燥、过敏、发炎的肌肤，增强皮肤之弹性。

使用方式： 按摩、沐浴、熏蒸。

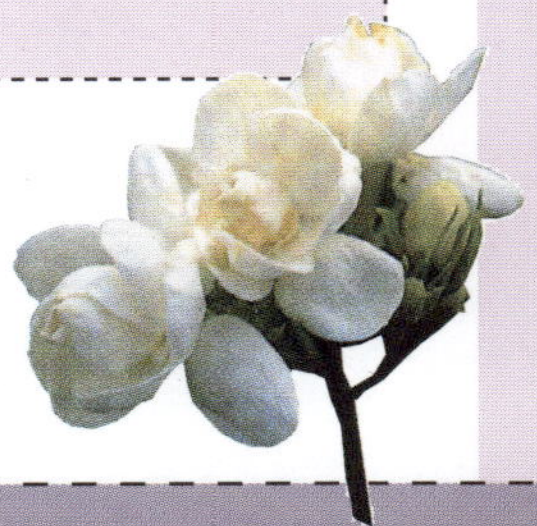

茉莉 / 精油的用法

1 男人的性功能障碍圣药

茉莉精油在芳香疗法的地位非常的崇高，它可增加男人的精子数，对于性功能障碍的男士也有非常好的治疗效果。

配　　方：

茉莉精油 2 滴、水仙精油 2 滴、玫瑰精油 2 滴。

使用方法：

作按摩可激起男人的性致，并放松生殖器官。

2 忧郁症的妙方

当你发现你周遭的朋友有严重的掉发及暴躁的脾气，小心他可能患上了忧郁症。

可在沐浴中加上 3 滴茉莉精油，或时常滴于手帕用于吸闻，在眉轮心轮处作茉莉精油的按摩，可放松心情。

子宫切除愈后使用精油

乳香、没药、玫瑰、茉莉、洋甘菊、薰衣草、牛膝草、西洋蓍草、天竺葵、鼠尾草等精油。

牛膝草

植物科属： 唇形花科，神香草属。

概　　述： 分布于西亚、南欧的灌木，树高 25~70 厘米，茎分枝、叶分生，花呈蓝紫色，毛茸茸的茎长出狭长的绿叶子，产于德国、法国、意大利。

萃取部位： 花、叶。

功　　效：

1. 使人头脑清晰敏锐，据说能清脾而忘忧。
2. 可舒缓风湿关节炎和痛风，帮助恢复胃口，对呼吸系统疾病非常有效。
3. 促进伤口结痂和打散淤血，改善皮肤炎和湿疹。

注意事项： 癫痫及高血压患者绝对禁止使用，孕妇也不可使用。

使用方式： 吸入、按摩。

牛膝草/精油的用法

1 让脑袋清晰

在封闭空间中会使人缺氧，这时使用牛膝草精油 3 滴、葡萄柚精油 3 滴、薄荷精油 3 滴作熏香，可使空气清新且思路清晰。

2 皮肤湿疹

秋天湿湿冷冷的季节，当你有皮肤湿疹及敏感的困扰时，可使用牛膝草精油 2 滴+没药精油 5 滴+洋甘菊精油 5 滴作舒缓、镇静、消红肿用。

快乐鼠尾草

植物科属： 唇形科，鼠尾草属。

概　　述： 二年生抗寒植物，高度约 1 米，开着紫白色的花朵，叶大型有刺激性香味，原产于欧洲及中亚地区。由新鲜的药草蒸馏出的精油，来自匈牙利与法国。

萃取部位： 叶及花朵。

主要成分： 芫荽油醇、芫荽酯、油醇桉。

功　　效：

1. 提升精神生活层面，不会因为环境而有所改变。使人心情愉悦、放松、平静，强化记忆力。
2. 减轻疲劳、肌肉酸痛，平衡内分泌，利用身体新陈代谢帮助瘦身排毒，舒缓生理期不适。
3. 适用于面疱、油性肌肤、油性头发，可减轻头皮屑。

快乐鼠尾草 / 精油的用法

1 经前症候群

月经前后可用快乐鼠尾草精油 2 滴、没药精油 2 滴、依兰精油 2 滴等精油按摩。

2 找到自己宁静的地方

不稳的情绪总是令人无所适从。

配　　方：

薰衣草精油、橙花精油、广藿香精油各 2 滴，时常作呼吸疗法及熏香。

注意事项： 本方会造成分心，避免开车时使用，过量使用可能导致头痛。

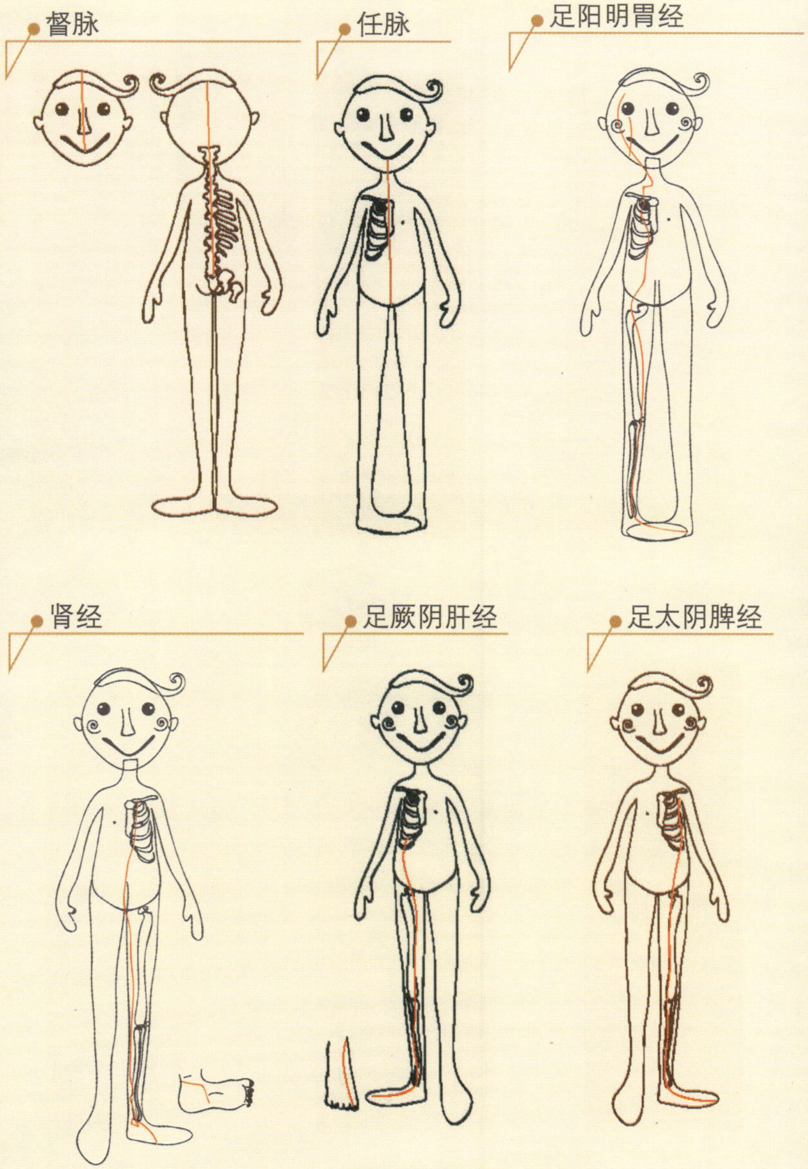

PART 3 卵巢囊肿影响婚姻？

症状

下腹痛、腰酸、经痛、性交痛、不正常出血、腰围增大、大小便习惯改变。

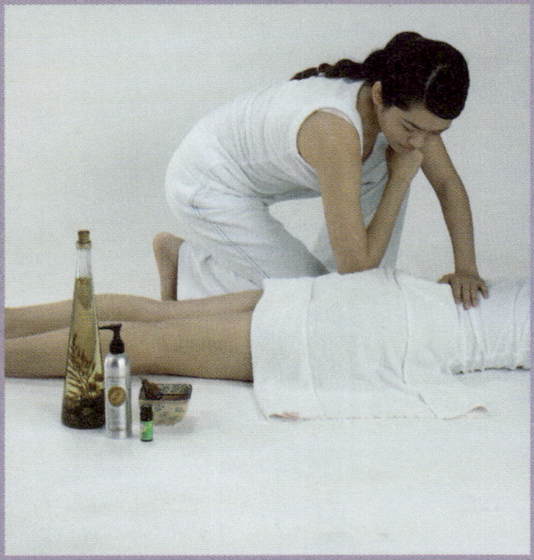

故事

33岁蔡老师喜欢小孩，她跟每个女人一样，都渴望拥有一段幸福的婚姻生活，一个美满的家庭，有个疼爱她的丈夫跟自己心爱的孩子。不幸的是，她有卵巢囊肿的毛病，除了外在体型让她穿衣服不好看外，更令她失望的是一直无法顺利怀孕。公婆的过度关心跟丈夫的冷淡，还有亲友间的流言飞语都让她承受很大的压力。

于是，在芳疗师的建议下，她运用檀香、快乐鼠尾草、丝柏、天竺葵、杜松浆果、茉莉、黑胡椒、玫瑰、乳香、没药、西洋蓍草等精油，滋补自身的生殖系统，强健子宫，刺激性功能，调整荷尔蒙，改善妇女病。

滋补过后，蔡小姐渐渐恢复身材，也顺利受孕成功，现在已经产下一个健康的宝宝，开心享受当妈妈的喜悦，也重新得到老公的疼爱。当初在心中勾勒出的幸福家庭蓝图，已经成形。

专家观点 卵巢囊肿可做腹腔镜切除术。芳疗师建议使用玫瑰、西洋蓍草、没药、快乐鼠尾草精油各5c.c.加月见草精油50ml，按摩膀胱、肾、脾、肝、胃、胆经。

督脉

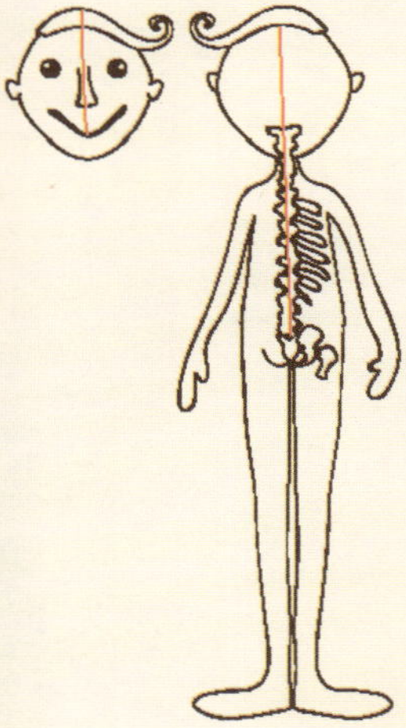

任脉

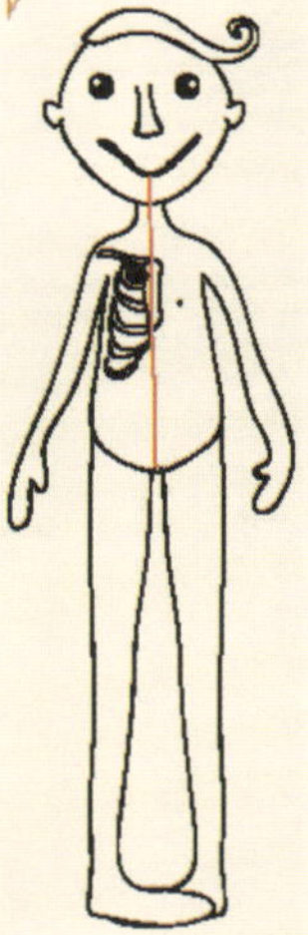

足太阳膀胱经

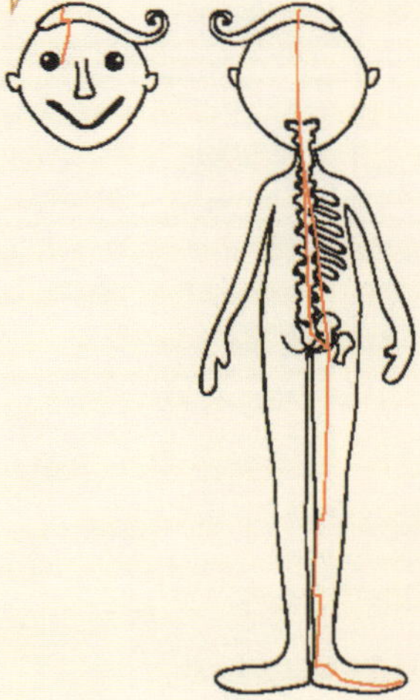

足厥阴肝经

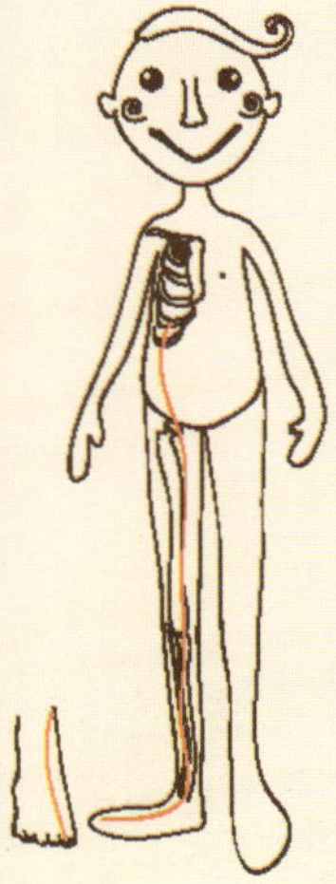

肾经

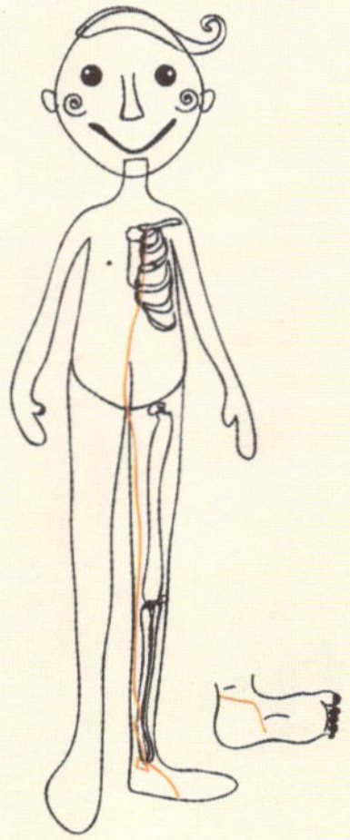

足太阴脾经

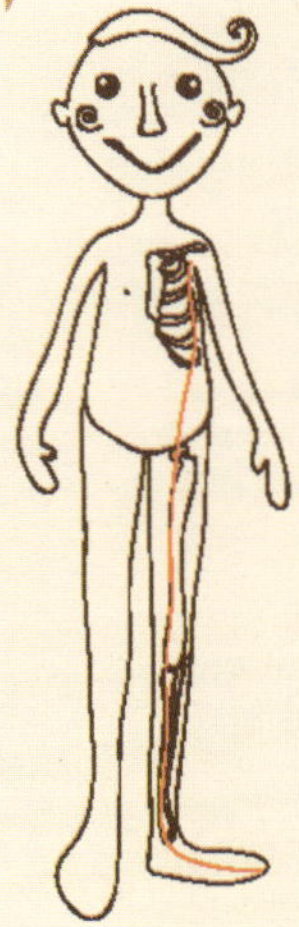

足阳明胃经

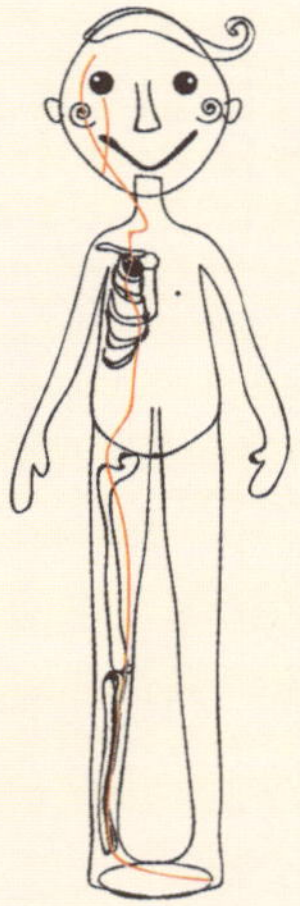

手太阳小肠经

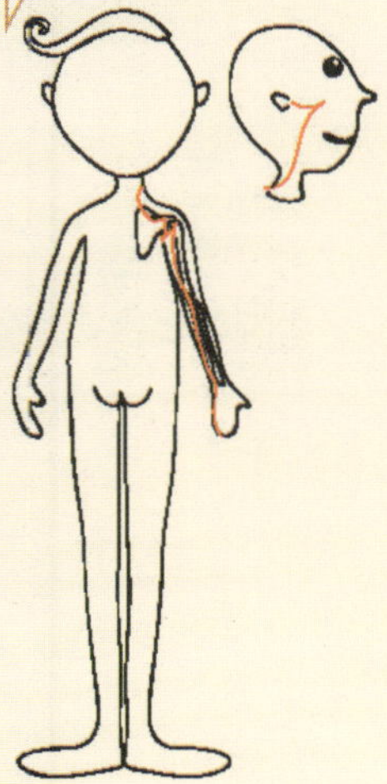

PART 4 胸部纤维囊肿不是乳癌

症状

胸部皮下组织出现纤维块，用力压会疼痛，有时囊肿摸起来滑滑的会跑。

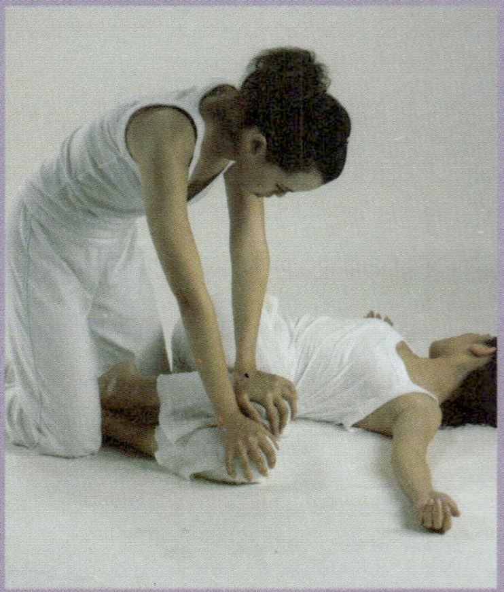

故事

陈女士是一名优秀的会计师，今年49岁，平日都在大公司忙碌辛苦地工作，加班熬夜是常有的事。可是再怎么会精打细算，也不能算到自己的身体健康。通常而言，女性的胸部是很敏感的，这天陈女士在洗澡后发现，胸部皮肤下有一凝结小块，疑似是囊肿的东西，这时她才警觉到自己太疏忽身体健康了。

她马上抽空到医院做检查，所幸，经检查过后发现只是无害的胸部囊肿。

松了一口气的陈女士，在找过各种保健方法后，芳疗师建议陈女士配合经络护理，再搭配上乳香、没药、尤加利、快乐鼠尾草、杜松浆果精油及琉璃苣油，按摩膀胱经、肺经、大肠经、三焦经、胃经、胆经、肾经等部位，滋养乳房，调整女性荷尔蒙，在经过7~8次滋养后，她能感受到身体有显著的改善。

饮食部分芳疗师建议她少吃高脂肪食物如炸鸡、薯条及高蛋白质食物如海鲜、鸡鸭肉等，多吃富含纤维素的食物。

现在陈女士的胸部囊肿情况已经治愈成功，人也回复到原本健康的身体。她非常感谢医生的建议和芳疗师的帮助，没让她失去可贵的健康，不然真是赔大啰！

胸部囊肿

芳疗经络图

专家观点 女性每年至少要找医生检查 3 次，不管是患有良性乳房囊肿或乳癌的妇女，在外科切除肿瘤后，同样地，每年仍需至少检查 3 次。日常生活遵守勿熬夜的原则，生活规律有序。

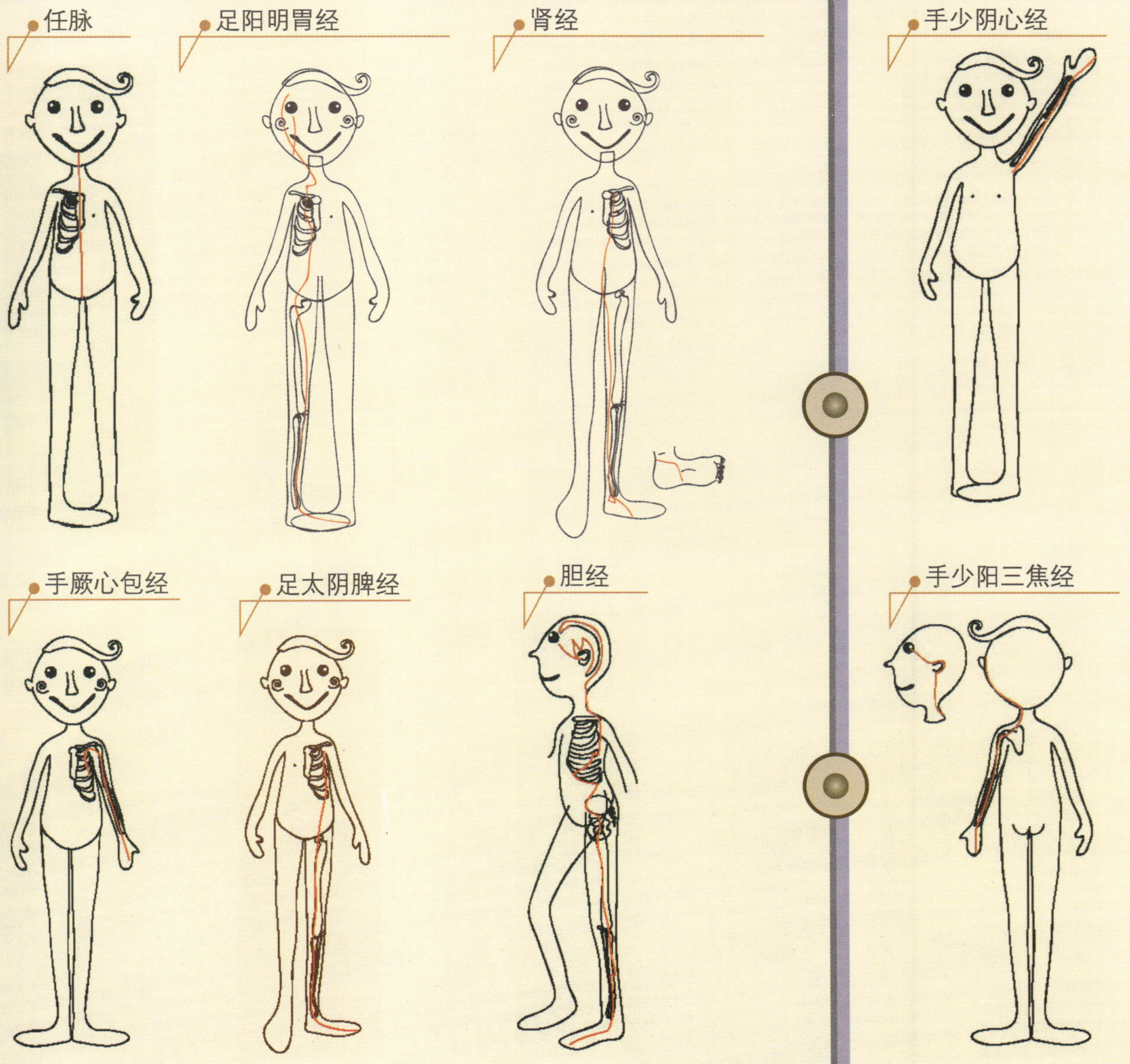

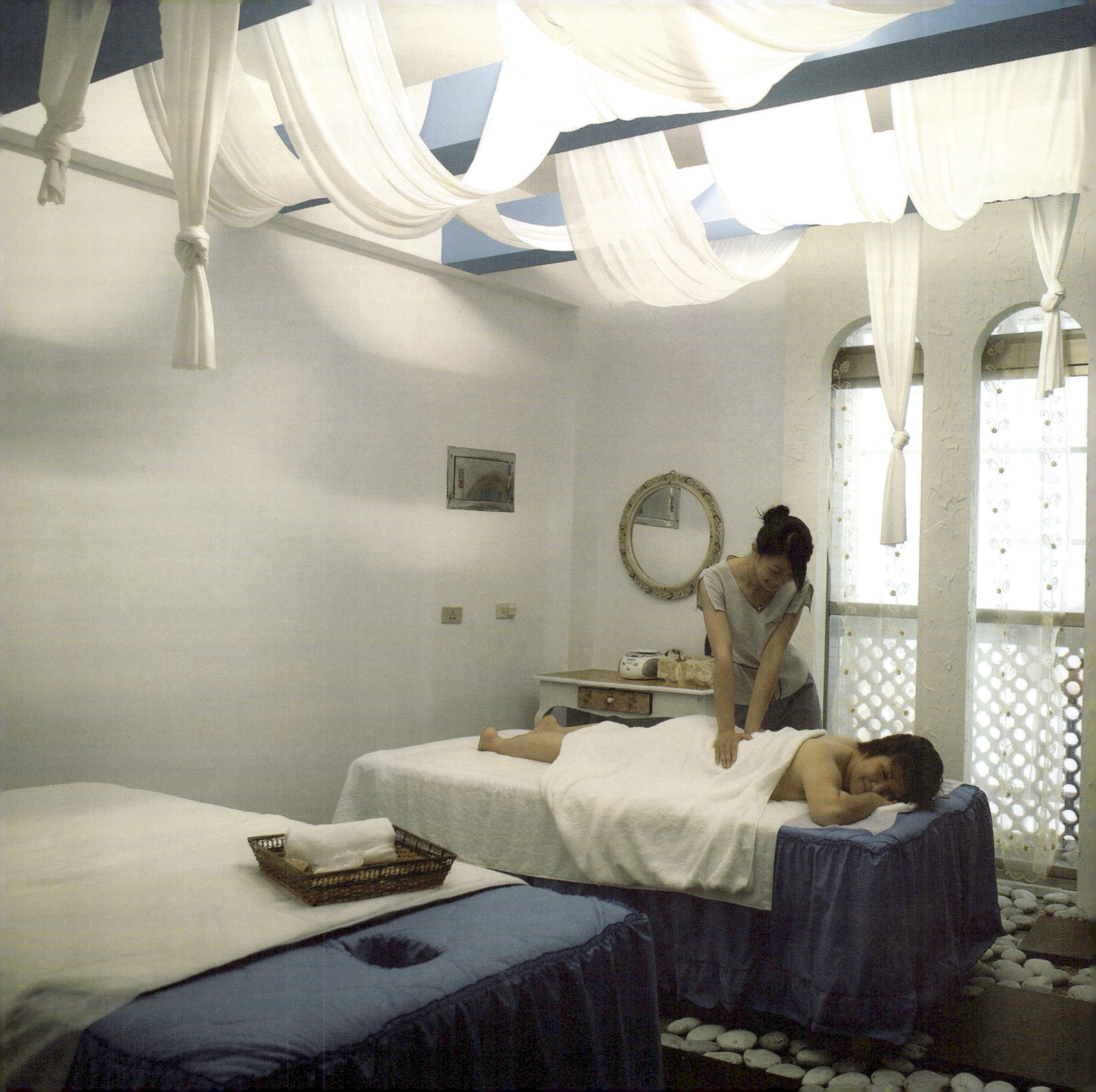

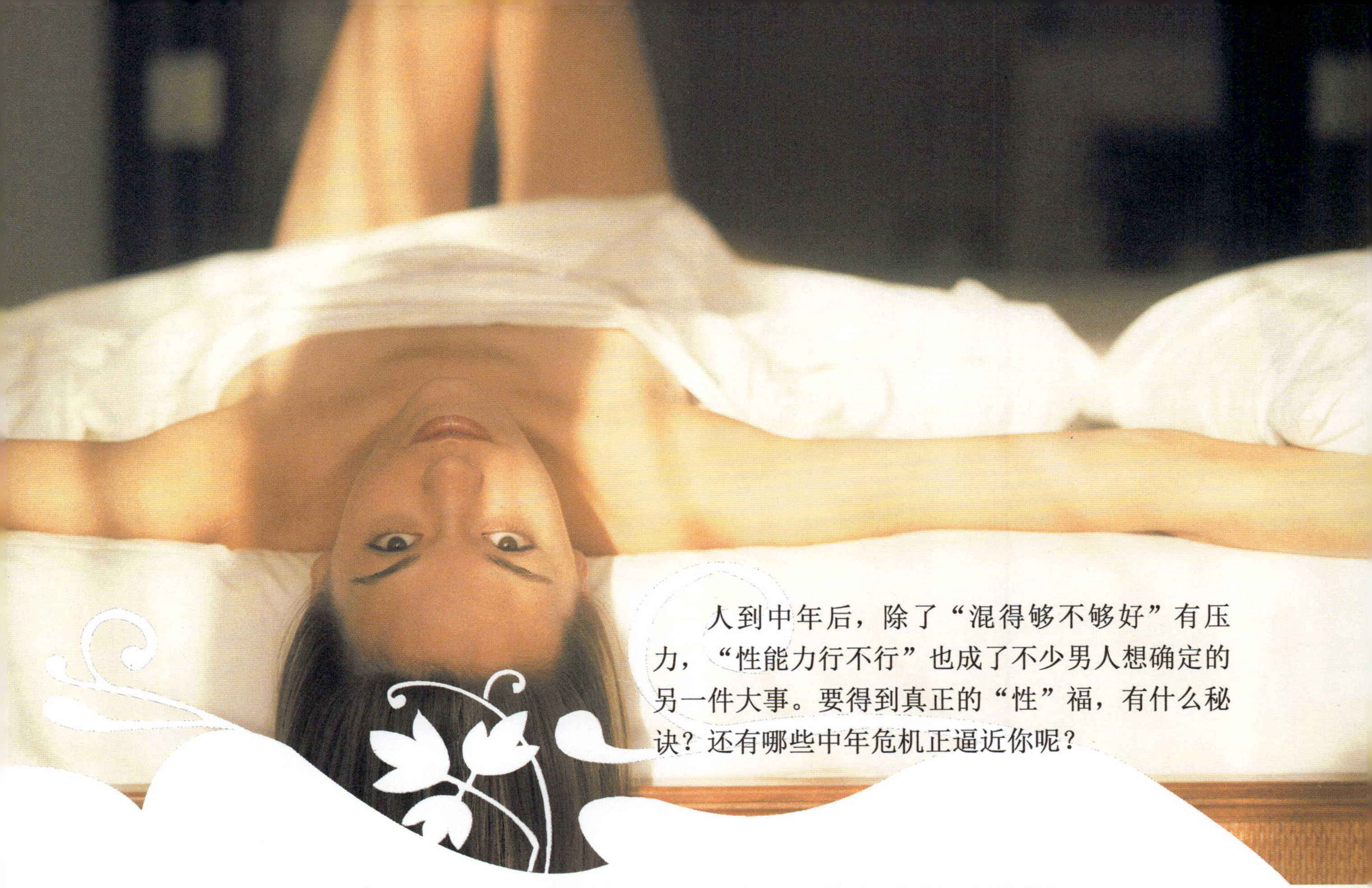

人到中年后，除了“混得够不够好”有压力，“性能力行不行”也成了不少男人想确定的另一件大事。要得到真正的“性”福，有什么秘诀？还有哪些中年危机正逼近你呢？

第七章 外观与信心问题

1. 头发·眼睛与雄风

2. 淋巴阻塞造成的肥胖

3. “椎”心之痛——骨刺

PART 1 头发·眼睛与雄风

步入中年之后，你是否也有白发苍苍、眼茫茫的困扰？血液的营养对毛发影响至深，血的营养运行全身组织和器官，同样也对肌肤、毛发起作用。头发的生长与颜色变化，常常能反映出一个人的健康状况。

改善白发精油

配　　方：黑胡椒、紫檀、依兰、没药、茉莉、月桂等精油数滴。

使用方法：涂抹按摩于督、膀胱、三焦、大肠、肾、胆、肝等经络部位。

明目精油

配　　方：洋甘菊、天竺葵、玫瑰、胡萝卜籽、小麦胚芽油等精油。

使用方法：按摩涂抹于头部、肝、胆、膀胱、任、督、肾等经络部位。

重振雄风精油

配　　方：圣巴克茉莉、檀香、欧白芷、月见草等精油数滴。

使用方法：按摩涂抹于肾、脾、胆、胃、任、督等经络部位。

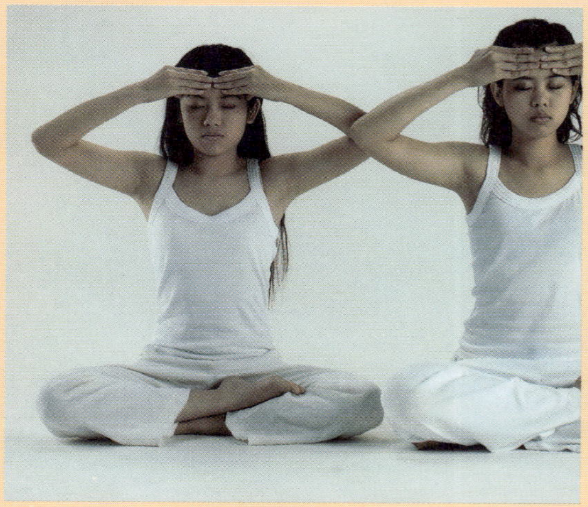

月 桂

植物科属： 樟科，月桂属。

概　　述： 分布于地中海沿海岸的常绿乔木，高12米，开黄色或白色小花，结软卵形浆果。

萃取部位： 叶。

主要成分： 藻烯、石竹烯、芳樟醇、桉叶素、丁香酚。

功　　效：

1. 能温暖身体及心灵。
2. 有益于消化系统，开胃、祛除胀气、减轻胃痛，止痛、抗痉挛。
3. 可促进毛发生长，并清除头皮屑。

注意事项： 可能刺激皮肤及黏膜组织。

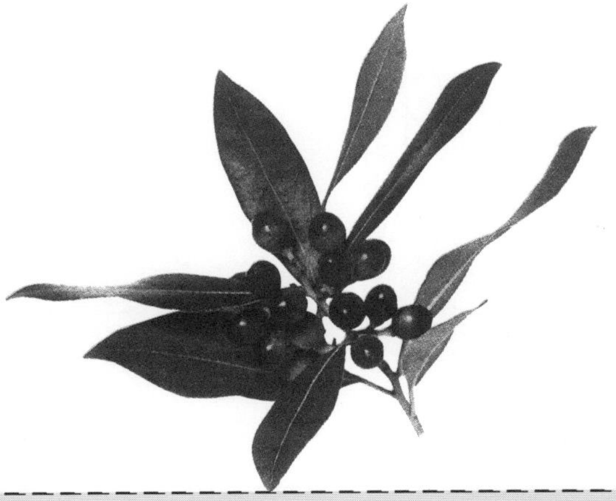

月桂 / 精油的用法

1 桂冠诗人防秃

中古时代欧洲诗人会戴上一顶桂冠，原来月桂有预防秃头的效果。

配　　方：

月桂精油5滴、迷迭香精油5滴、茉莉精油3滴、荷荷巴油适量。

使用方法：

在掉发处做按摩，慢慢地细小的毛发就会生长出来。

2 神经的麻药

月桂精油本身是非常强的麻药，针对自律神经的放松有非常好的效果。

配　　方：

可使用月桂精油5滴加上依兰精油、紫檀精油、迷迭香精油、水仙精油。

使用方法：

做颈背的放松，增加夫妻的情趣生活。

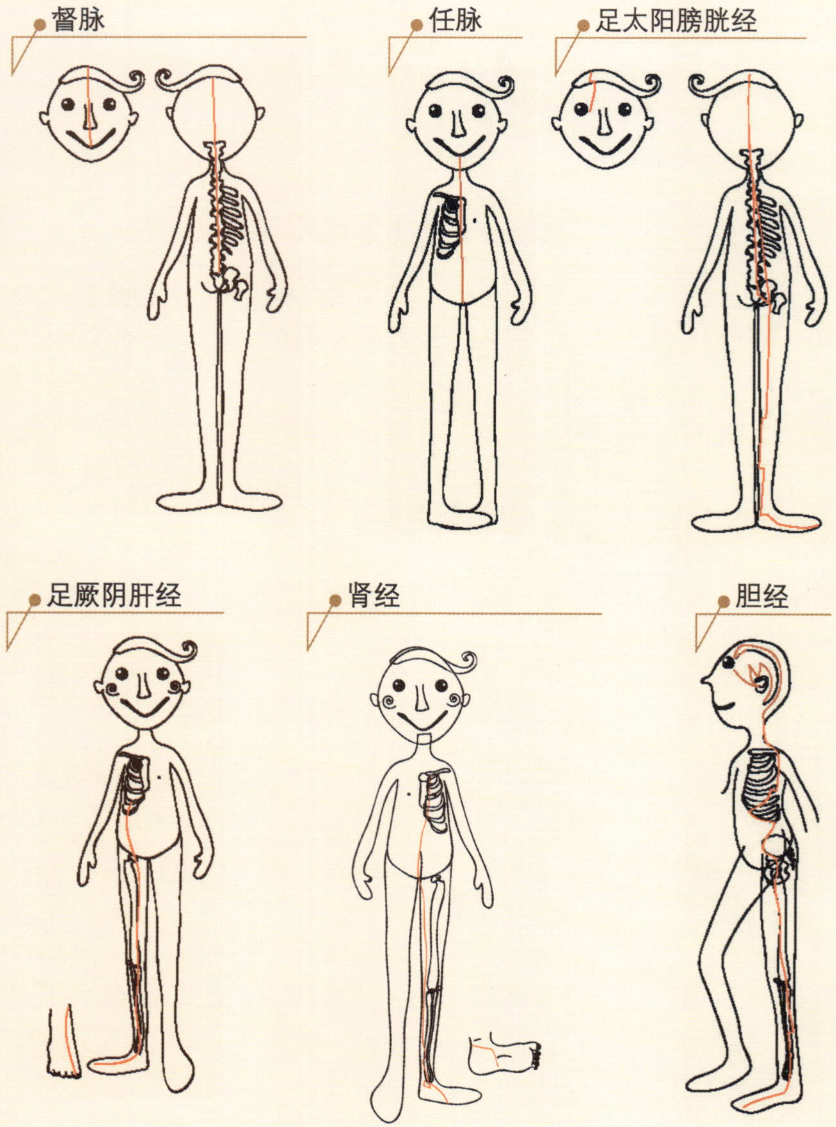
督脉
任脉
足太阳膀胱经
足厥阴肝经
肾经
胆经

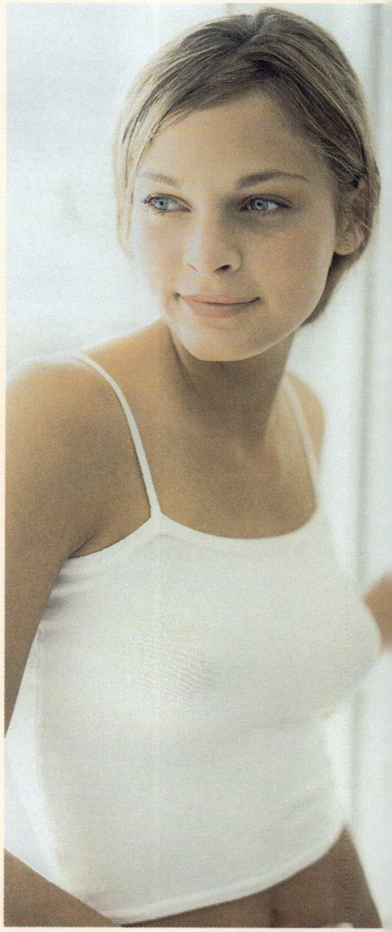

足太阳膀胱经

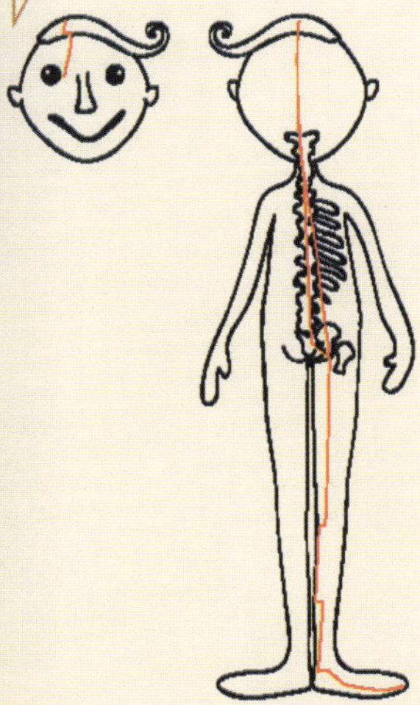

足阳明胃经

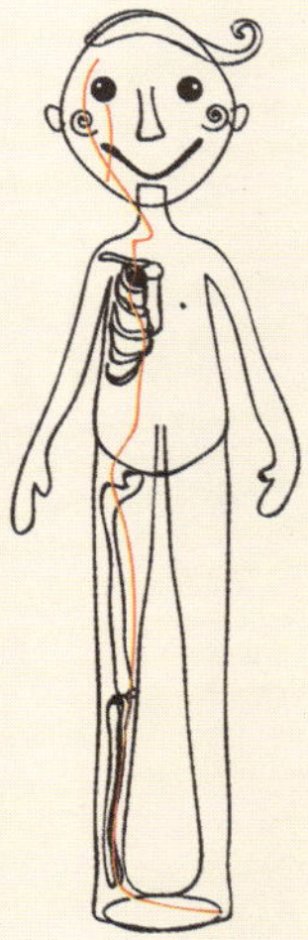

足厥阴肝经

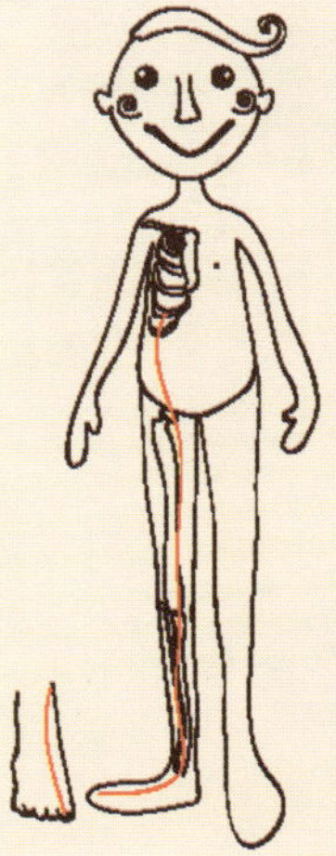

肾经

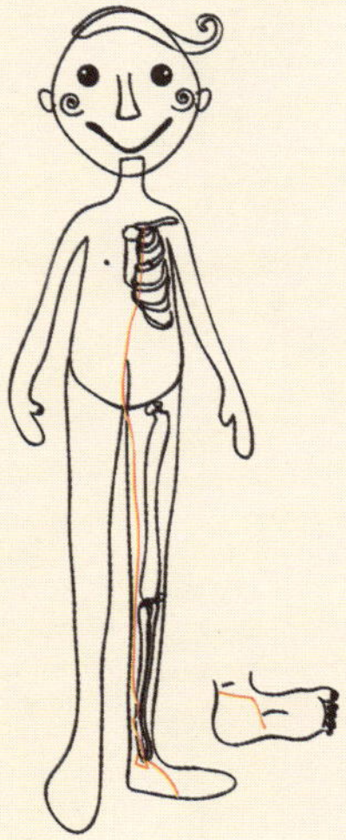

胆经

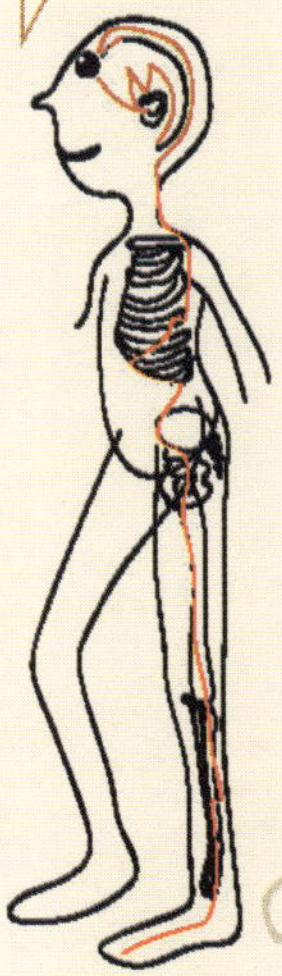

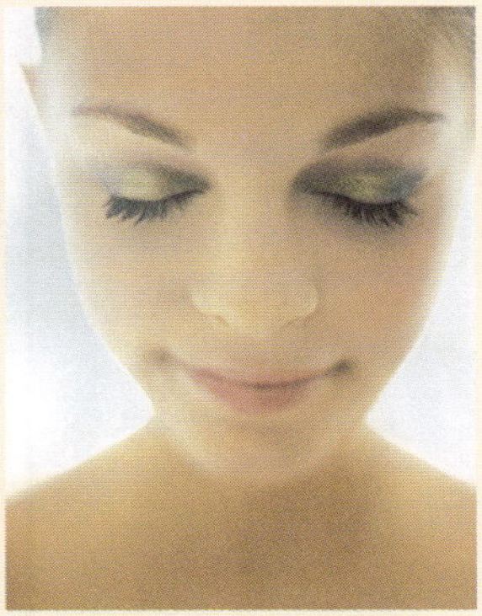

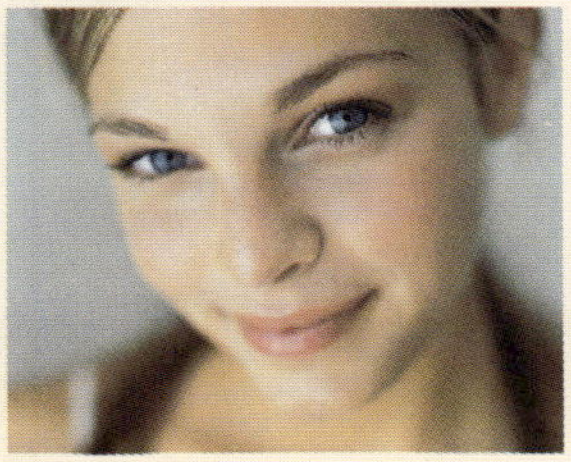

PART2 淋巴阻塞造成的肥胖

症状

淋巴肿胀、肥胖。

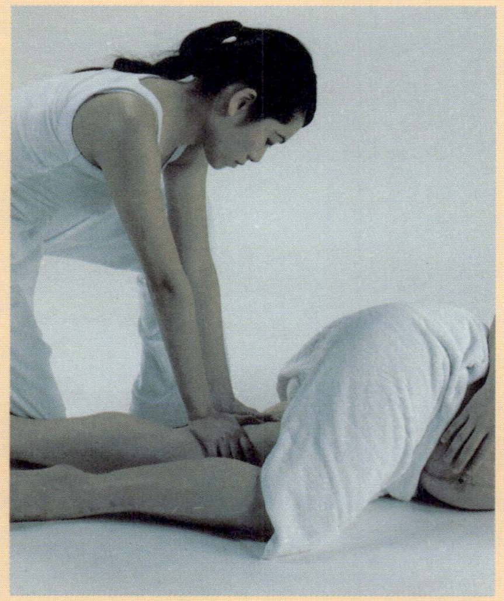

故事

今年54岁的谢女士，结婚生子后专心在家担任称职的家庭主妇。但是因为饮食习惯偏差，加上食量大，每次吃饱饭后就窝在沙发看电视。随着电视节目一个个播出，脂肪也一层层慢慢在身上囤积；久而久之，就会发现沙发越坐越深沉，裤子越穿越大件，变成一个大屁股小腹婆。

为了家中沙发能有更长期的使用寿命以及穿上以前 Size 的美丽衣服，于是，想摆脱肥胖的谢女士，在芳疗师的建议下，使用杜松浆果、柠檬、葡萄柚、天竺葵、丝柏、茴香、芹菜子、荷兰芹子等精油，加上代谢液热效胶跟海泥、海盐，加强按摩于淋巴处，确实达到消除淋巴肿胀的效果。

现在谢女士全身瘦下来了，臀部的曲线均匀，更重要的是完全没有肥胖纹的痕迹，淋巴处也比较消肿，现在体态玲珑，穿衣服更好看。有句话说得对："世界上只有懒女人，没有丑女人。"只要有恒心、毅力，一定能达到自己期望的目标！

专家观点

淋巴系统是一广泛性的血管网络，收集组织间隙中过多的体液而流回静脉系统。芳疗师建议使用像荷兰芹子这种可以帮助水分滞留代谢快的精油，按摩涂抹于膀胱、肾、心、胆、胃经等经络部位。

减肥 保养精油

1. 杜松浆果精油
2. 柠檬精油
3. 葡萄柚精油
4. 天竺葵精油
5. 丝柏精油
6. 茴香精油
7. 芹菜子精油
8. 荷兰芹子精油
9. 山鸡椒精油

配　　方：茴香精油2滴+杜松浆果精油1滴。

使用方法：泡澡时往水中滴入，可达到利尿减肥的效果。

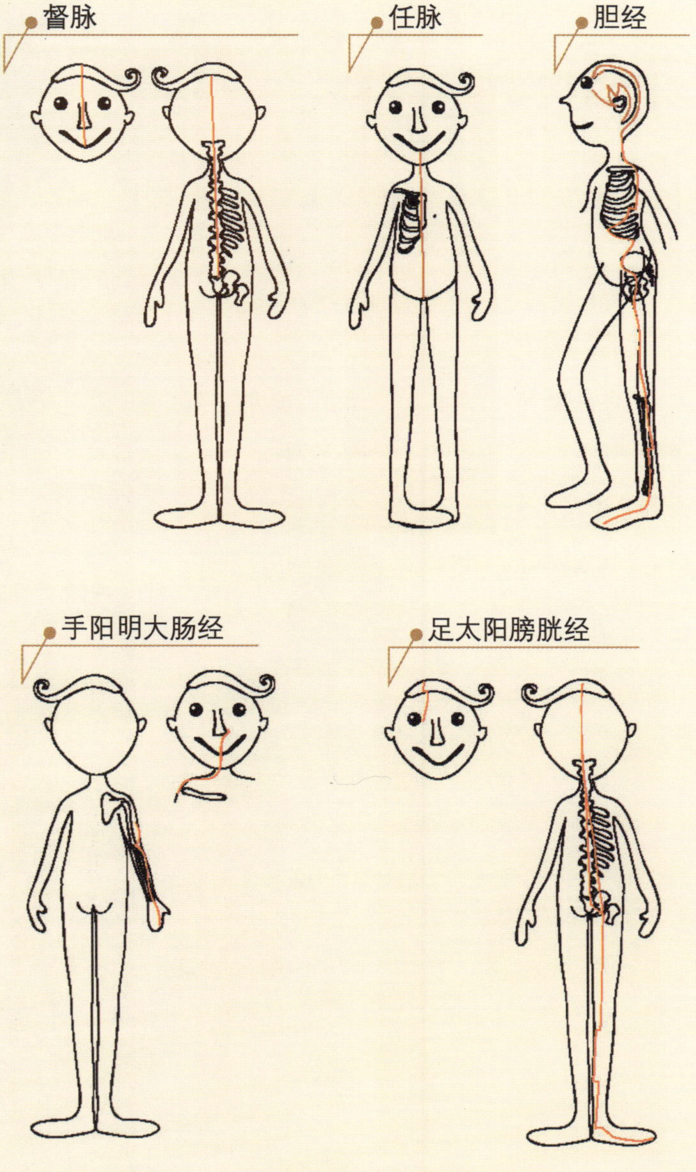

PART 3 "椎"心之痛——骨刺

症状

身体僵硬，不能灵活弯身，疼痛、红肿、麻痹、关节变形、肌肉无力。

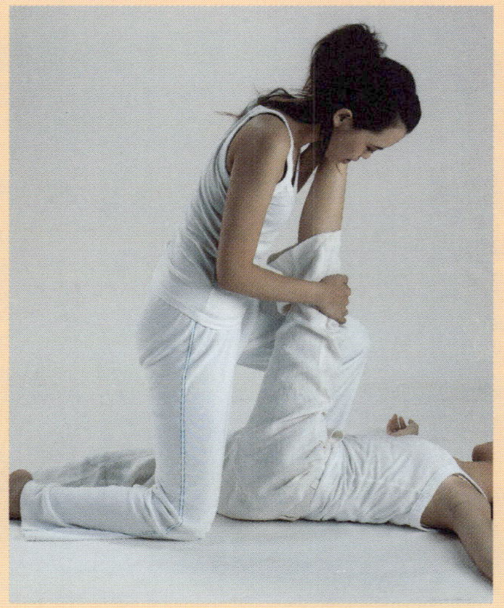

故事

梁小姐是名38岁的教师，几年前曾摔伤过，伤到尾椎骨，受伤之后一直感到精神不济，而且气色不佳，全身容易疲劳，还有忧郁躁进的倾向。

寻求过几种治疗方法后都未有改善，最后她选择了芳香疗法。在芳疗师的建议下，她使用檀香、白千层、玫瑰及情绪系统、生殖系统、神经系统等精油，再用芦荟矿泥做全身加强理疗。芳疗师又建议她可以用白千层、玫瑰、欧白芷、檀香及神经系统精油加强下腹及尾椎部位按摩，再安排每周调理保养。保养几次后，现在人变得体态轻盈，情绪非常舒适。

骨刺是关节因种种原因造成软骨的磨损、破坏后，而促成的骨头本身的修补、硬化与增生，它是一种自然的退化现象。而长骨刺就表示这个人的脊椎已经进入老化阶段，像许多年纪大的人普遍都有长骨刺的情形，只是大都没有症状。

然而，长骨刺却不是老年人的专利，现在大多数的人，因工作忙碌、课业繁忙等因素，普遍有缺乏运动的情形；而长时间久坐，如果再加上姿势不正确，就很容易发生脊椎退化。也就是说，只要长时间使用同一个关节或是姿势错误，就很容易导致骨刺的生长。

专家观点

关节长时间过度使用或是反复活动，容易造成骨骼退化性的改变。应避免长时间不正确的姿势，养成规律的运动习惯，多摄取富含抗氧化剂的食物或生物类黄酮。

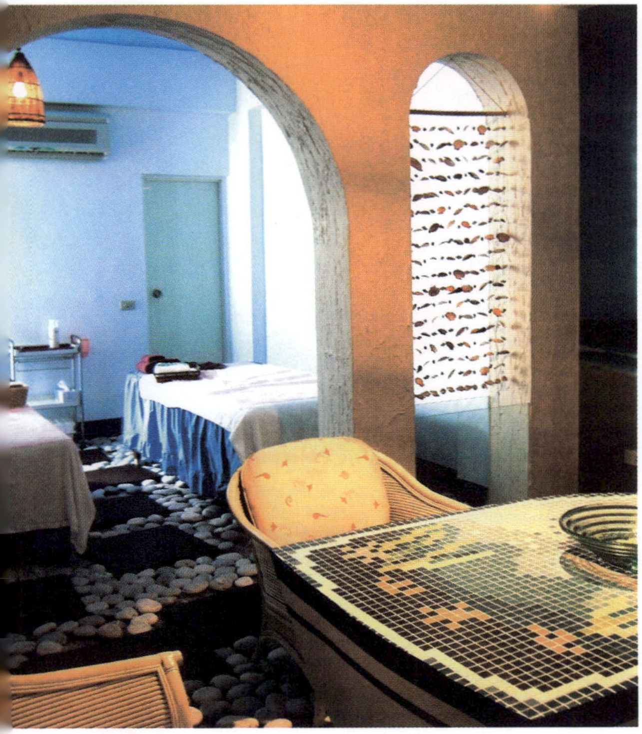

骨刺

芳疗经络图

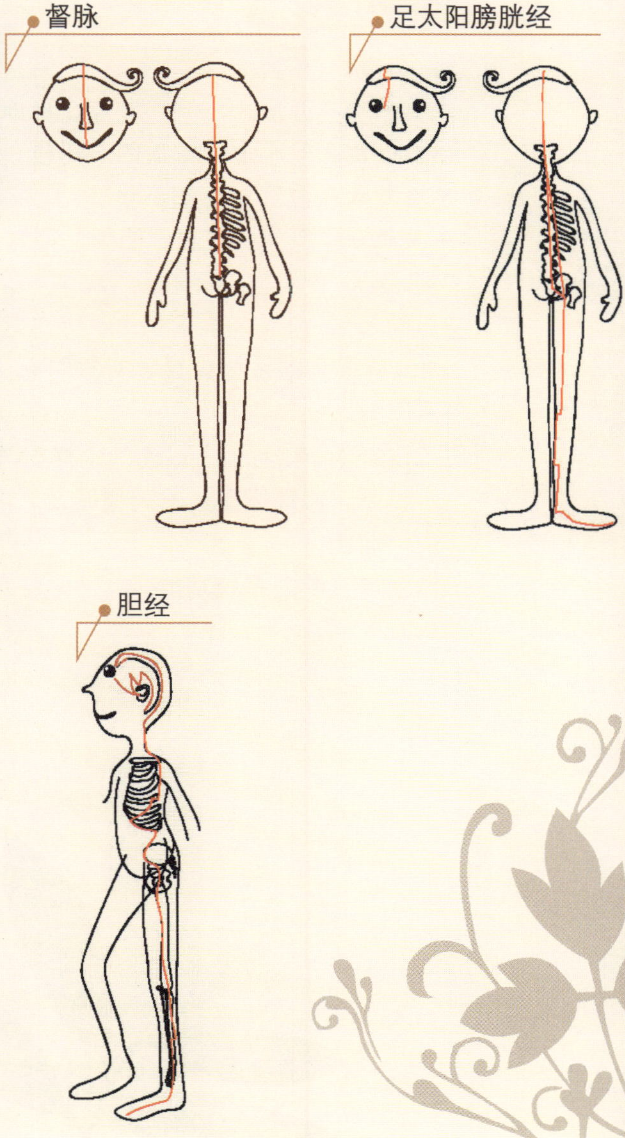

骨刺 使用精油

白千层

科　　别： 柏科。

主要产地： 西班牙、澳大利亚、奥地利。

萃取部位： 幼小多叶覆盖的小树枝。

萃取方式： 蒸气蒸馏法。

主要成分： 醇类、醛类、酯类、萜氢。

功　　效：

1. 有很强的杀菌效果、对预防感染特别有效。
2. 纾解神经痛、头痛、牙痛、耳痛、痛风、慢性风湿、肌肉僵硬及一般性的疼痛。
3. 增强免疫系统功能。

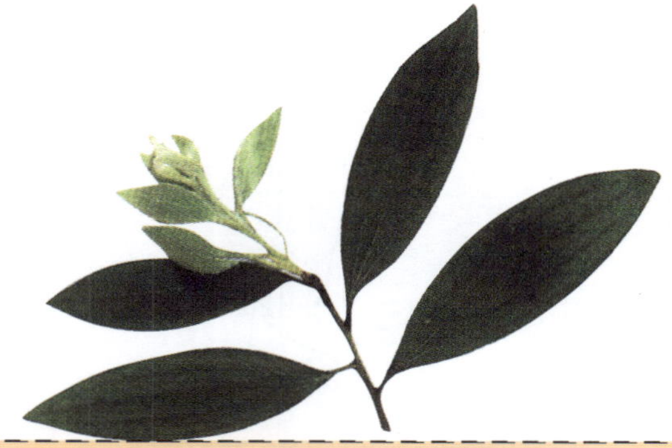

白千层／精油的用法

改善静脉曲张有良方

针对站立过久的老师或电梯服务人员。

配　　方：

白千层2滴、甘菊2滴、丝柏2滴、橄香脂精油2滴。

使用方法：

做腿部按摩可放松血管的硬度，促进静脉的流动。

恼人的关节痛

关节痛是一种骨头免疫系统的问题。

配　　方：

可使用杜松浆果精油2滴、黑胡椒精油2滴、鼠尾草精油2滴、洋甘菊精油2滴、柠檬精油1滴。

使用方法：

作按摩调理油使用。

荷尔蒙逐渐停止制造，造成月经逐渐不规则，最后停止。性腺功能衰退是引起更年期症候群的主因，不过个人的健康状态、性格、心理特质、精神状况、营养、运动及社会环境等因素，都会影响更年期症候群的发生。用智慧的心境迎接更年期的到来，运用芳香精油再创人生的春天。

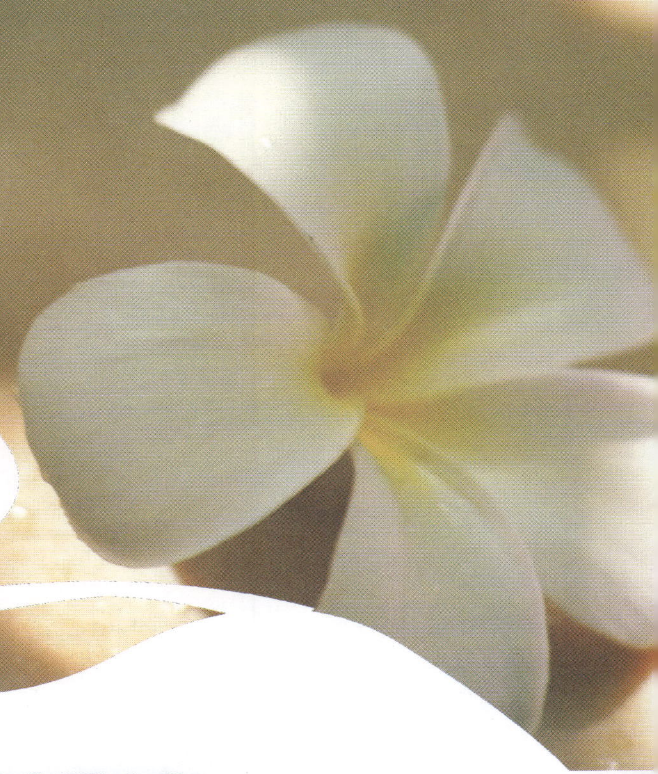

第八章 更年期不烦恼

1. 用智慧面对更年期
2. 脚骨虚软——类风湿关节炎
3. 私密地带的困扰——白带

PART 1 用智慧面对更年期

症状

情绪不稳定、焦虑多疑、失眠、热潮红、腰酸背痛、皮肤瘙痒、阴道干燥、尿频。

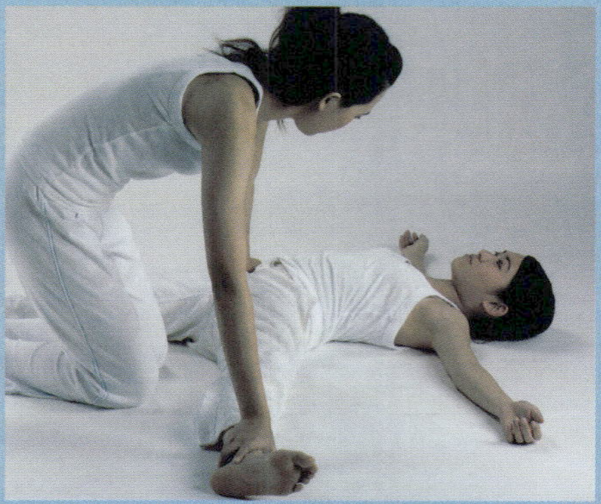

故事

今年45岁的林小姐，随着年纪增长．发现月经时间开始不规则，情绪也不稳定，容易疲劳，上班回来后肩颈与关节都有酸痛及肿胀的现象，关节更是不时酸痛。工作辛苦一整天回来．晚上却还会失眠，饱受痛苦煎熬。到后来月经也没来，整个人气色看起来很不好，就像枯萎凋零的花一样黯淡失色。

于是她到医院诊断后发现，这些是更年期的症状，经由朋友介绍接触芳香疗法后，在芳疗师的建议下，使用乳香、没药（生殖系统）、玫瑰、匈牙利（骨骼系统）、依兰等精油配方，帮林小姐做滋润保养，调整情绪压力，改善妇科病问题，增强骨骼、强化关节，消除酸痛。

在第一次的体验后，林小姐的整体气色就很有光泽，持续2～3次之后，月经就又来潮。目前月经规律正常，平常在家喝玫瑰花茶+蜂蜜做调养滋补的饮品，现在林小姐脸色红润，神情轻松，恢复到以前水灵灵的样子，绽放美丽。

龙　艾

植物科属： 菊科，苦艾属。

概　　述： 原产地中东。法国龙艾的品质有较佳的口碑，它的木质茎可以长到90厘米，橄榄绿的叶子窄而长，长起来繁繁密密的有一大丛，小小的花朵咸白或灰色。

萃取部位： 花。

主要成分： 甲基蒌叶酚、罗勒烯。

功　　效：

1. 有助于消除慵懒的情绪。
2. 对慢性疾病很有帮助。尤其是清洁肾脏尿酸毒素，预防关节炎，减轻风湿痛。
3. 对消化系统有显著疗效：可刺激食欲，控制恶心现象和打嗝。
4. 促进脂肪的消解。
5. 有效治疗溃烂的伤口。

使用方式： 按摩、沐浴、熏蒸。

注意事项： 孕妇避免使用。

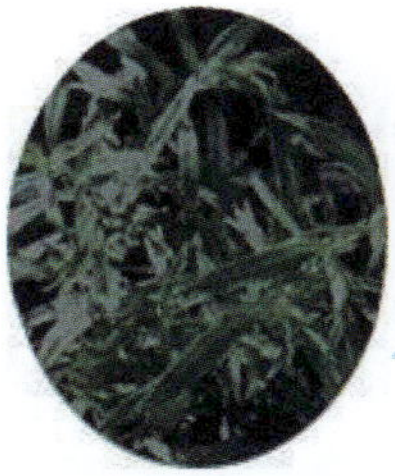

龙艾 / 精油的用法

1 尿酸毒素的清道夫

酸性体质的人比较有慢性病症状，使用此方法可减轻疼痛不适。

配方与使用方法：

龙艾精油5滴、荷兰芹子精油5滴加月见草油泡澡，可清洁肾脏毒素。

2 按摩控制恶心及打嗝

配　　方：

龙艾精油 5 滴、薄荷精油 5 滴、藏茴香精油5滴。

使用方法：

当感觉恶心想吐时，做腹部按摩及腿部的加强按摩。

专家观点

补充钙、镁及维生素B群、豆类，避免咖啡因及酒精等刺激物。芳疗师建议，选用快乐鼠尾草、水仙、龙艾等精油补充动情激素，平衡荷尔蒙，维持体内荷尔蒙浓度。

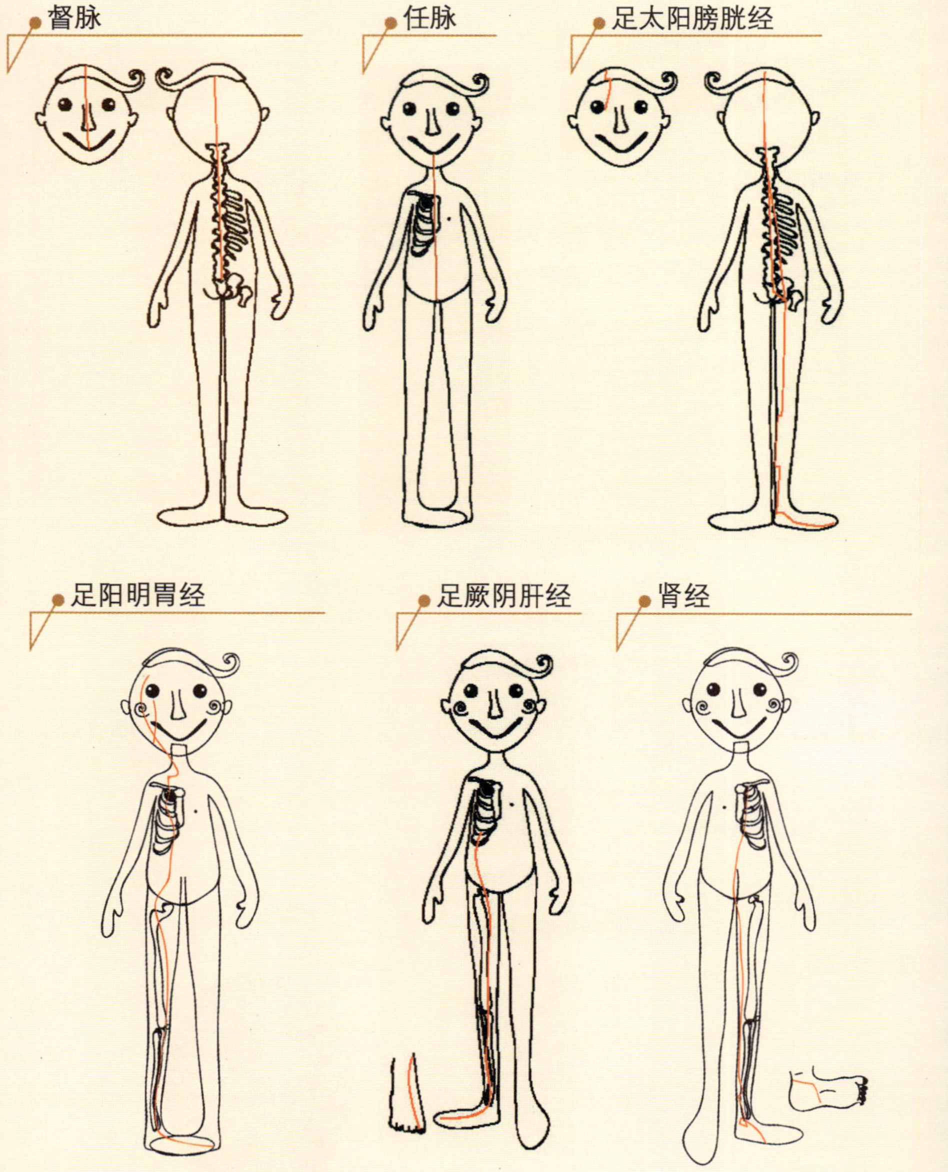

手少阴心经

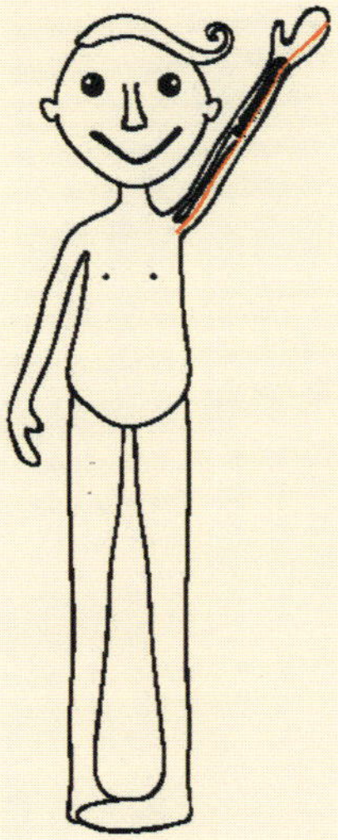

手厥心包经

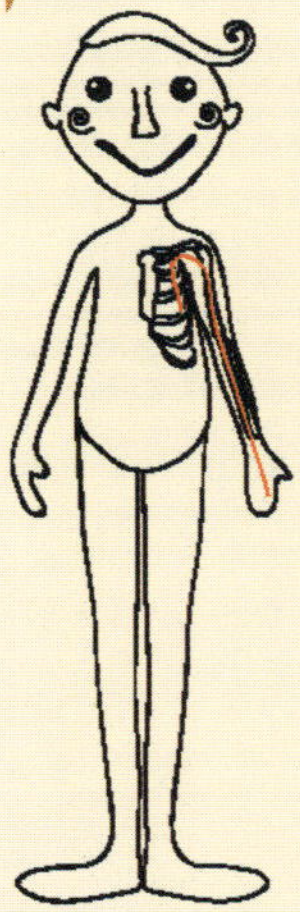

足太阴脾经

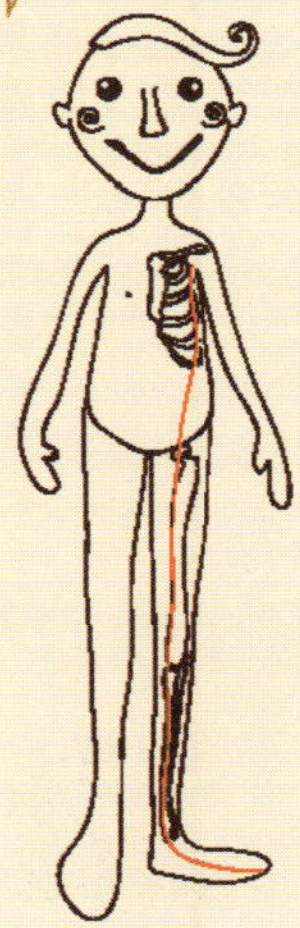

手阳明大肠经

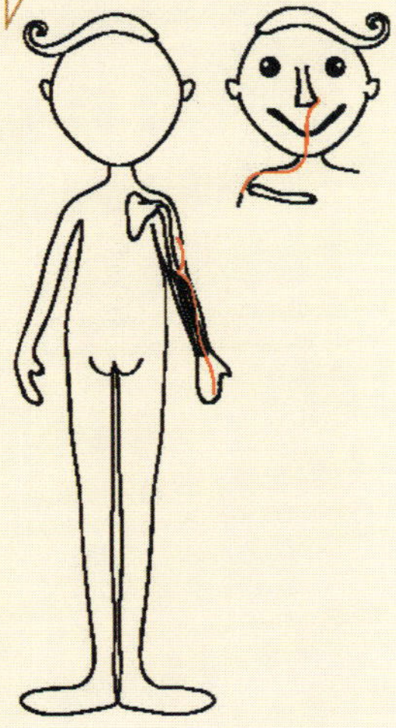

胆经

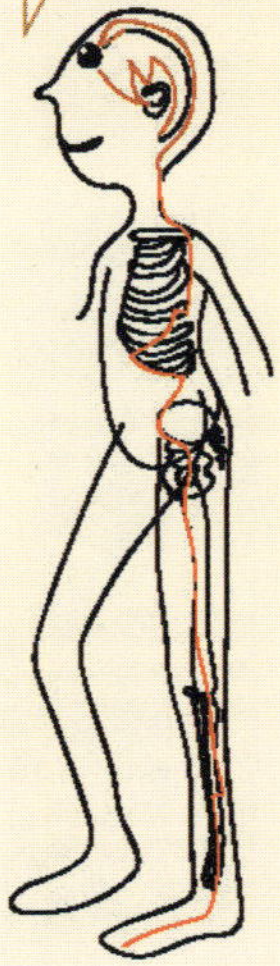

PART 2 脚骨虚软——类风湿关节炎

症状

关节局部肿胀、肌肉疼痛、易疲劳。

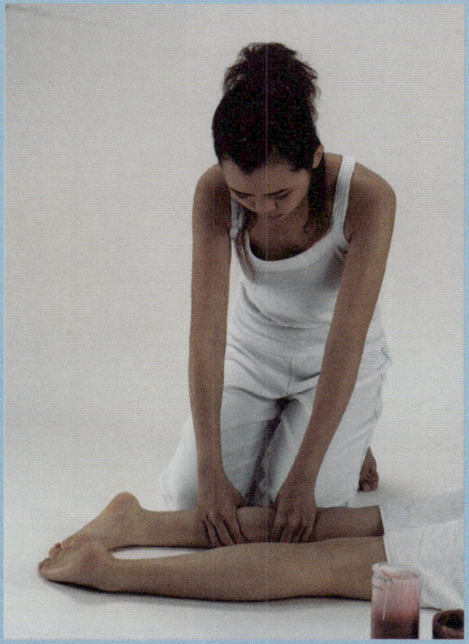

故事

45岁的江小姐是名会计师，因为感染引起类风湿关节炎。长时间坐在办公桌前的江小姐，一整天工作下来，回家后往往感觉全身虚弱、疲累，食欲不振，肌肉疼痛，关节僵直，时间一长，真是很大的折磨。

虽然她的先生劝她："长痛不如短痛，不如去开刀算了。"但江小姐因为怕挨刀疼痛而不敢去开刀治疗，直到有次在电视节目中看到芳香疗法的介绍，节目中来宾使用后满足推崇的神情，让她产生了好奇心，决定试试芳香疗法。

于是在芳疗师的建议下，她采用经络调理的方式，再搭配天竺葵、黑胡椒、大蒜、活化乳、杜松浆果、茉沃刺、没药、乳香、岩兰草、骨骼神经系统专业精油等配方与使用方法，加上DIY每天护理。在使用15~18次后，江小姐感觉关节渐渐变柔软了，改善了肌肉僵硬，疲劳疼痛的状况也得到舒缓，让江小姐喜悦不已。

现在江小姐可是芳疗的忠实拥护者，忍不住逢人就推崇芳疗的神奇功效，认真的程度让朋友还夸赞她真是个称职的代言人。

专家观点

起居预防寒冷与潮湿。应避免精神刺激，要运动，增强抵抗力。饮食上不吃鱼虾等易引起发病的食物，不吃冰。在急性期，要卧床休息；缓解期要适当运动，增强体质。

类风湿关节炎

芳疗经络图

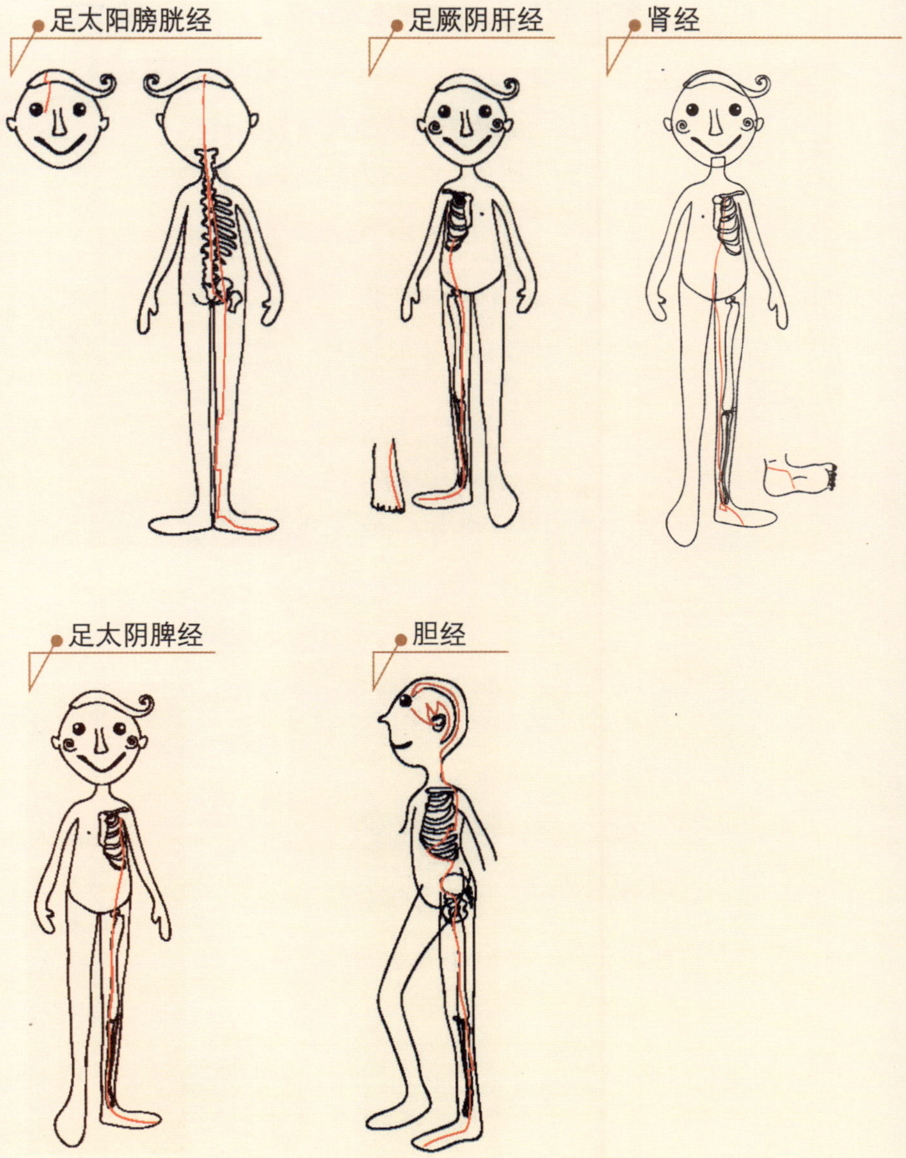

类风湿关节炎 使用精油

大蒜

植物科属： 百合科，葱属。

概　　述： 大蒜由数枚小鳞茎组成一簇，外围以薄膜质皮，单茎，叶细长，伞形花序可食。

萃取部位： 茎和蒴。

主要成分： 蒜臭素，丙烯硫化物。

功　　效：

1. 能延缓老化，活化淋巴系统，促进排毒。
2. 对循环有调解，借由扩张微血管降低血压，控制动脉硬化现象。
3. 有益于消化道，能刺激肠胃蠕动。
4. 促进胆汁分泌，帮助消化脂肪。
5. 能降低血压、胆固醇和血凝块，并有清血的功效。
6. 杀菌、止痛、抗病毒。
7. 能减轻扭伤、肌肉和风湿疼痛及神经炎。

使用方式： 按摩、沐浴、熏蒸

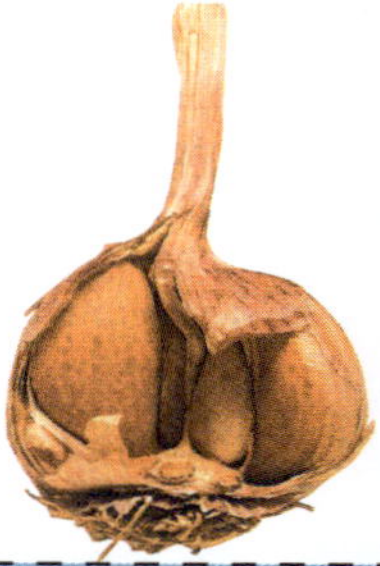

大蒜 / 精油的用法

1 改善关节和骨松

针对年纪大、关节僵硬的人及骨头有疏松症的人群。

配　　方：

大蒜精油 1 滴、欧白芷精油 2 滴、白千层精油 2 滴、黑胡椒精油 2 滴、琉璃苣精油 30ml。

使用方法：

可马上滋补骨质及放松僵硬的关节。

2 干咳要人命

针对有慢性病、体质耗弱的老人而言，秋冬的气候会使肺部太干冷而引起半夜的咳嗽，无法安眠。

配　　方：

可使用大蒜精油 1 滴加上肉桂精油 2 滴。

使用方法：

作熏香，可使肺部温热而一觉到天亮。

茉沃刺

植物科属： 原形科，牛至属。

概　　述： 分布于西亚、北非及欧洲，2年生草本植物，高约90厘米，开白色或红色花呈束状，类似野马郁兰。

萃取部位： 叶和花朵顶端。

主要成分： 松油醇、樟脑、香旱芹酚、百里香酚。

功　　效：

1. 可纾解风湿痛、肌肉疼痛、关节炎和肿大的关节。
2. 对神经有滋补和刺激的作用。
3. 调节月经周期，减缓经痛，抑制性欲。
4. 对消化系统很有助益，能安定胃、肝及脾脏。
5. 能改善感冒、支气管炎、气喘和咳嗽等症状。
6. 促进血液循环，降低血压，有催汗的作用，排除体内水分滞留。

使用方式： 吸入、按摩、浸泡。

茉沃刺 / 精油的用法

1 代谢体内水分滞留

配方与使用方法：

茉沃刺精油5滴、西洋芹精油5滴、鼠尾草精油5滴，可于泡澡时加入，对酸性体质者有极大的功效。

2 神经滋补剂

配方与使用方法：

中老年人到冬天都有酸痛困扰，茉沃刺精油5滴加黑胡椒精油5滴、琉璃苣油30ml可减轻骨头疼痛。

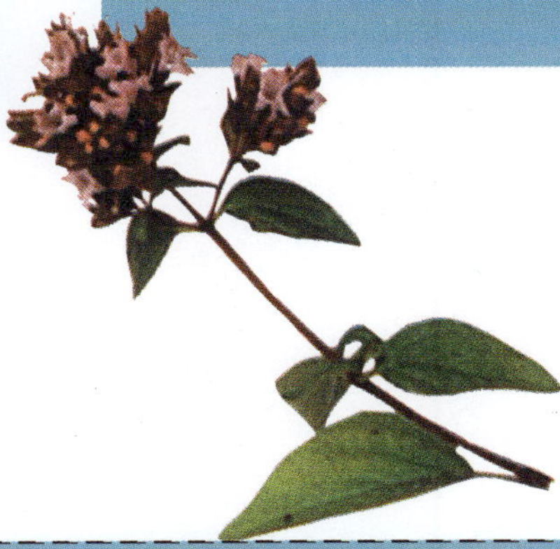

PART 3 私密地带的困扰——白带

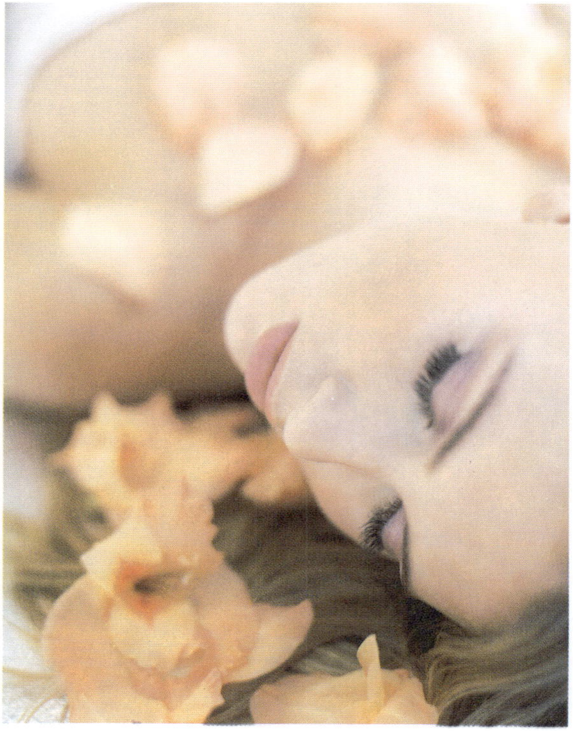

故事

年纪越大，生理毛病越多。今年56岁的王太太就深受白带困扰。因为生下三胎，她子宫颈的免疫力变弱、子宫冷，初期阴道口出现透明的分泌物，后来分泌物变成有颜色且带腥味，影响了夫妻间的性生活，造成感情失和。

在芳疗师建议下，她使用每次3滴的杜松浆果精油、3滴的欧白芷精油按摩于下腹部，保养生殖区系统，净化白带，温热子宫，增加子宫的免疫力；并使用茶树精油达到杀菌效果，每天再喝加入2滴保加利亚玫瑰精油的开水。芳疗师还请她在家用杜松浆果精油在肚脐眼周围按摩，每周一次，使白带分泌干净。2个月后情况已改善，而且夫妻的感情好了，变得更甜蜜。

症状

阴道瘙痒、白带分泌不正常。

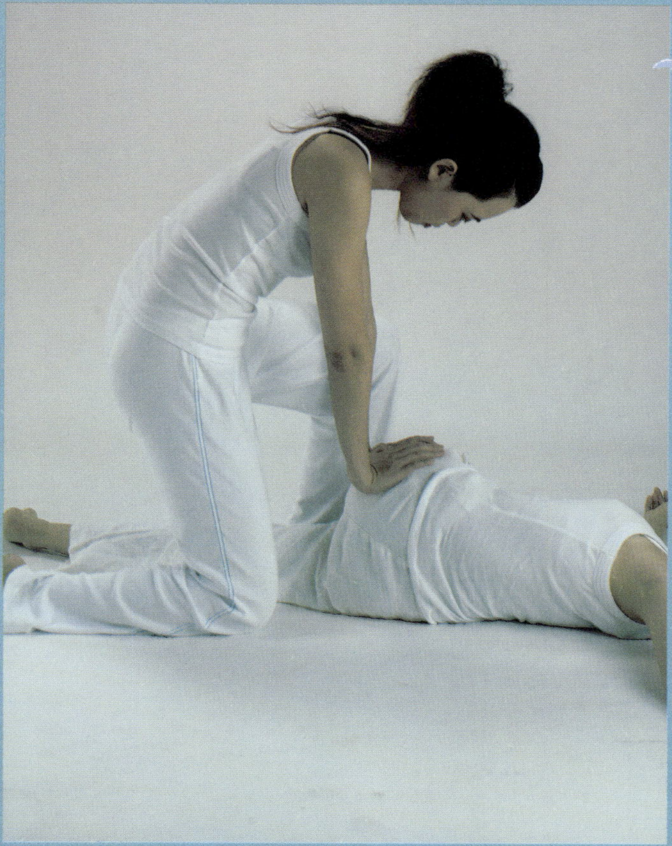

专家观点

白带是从女性生殖器官各部位分泌出来的黏液及渗出物混合而成，生理情况下分泌物使阴道长期处于湿润。异常的白带，通常有色有味有血，还伴随其他不适，一定要提高警觉。

白带保养精油

1. 佛手柑+没药+茶树调成复方精油→50c.c的水冲洗阴道。
2. 滴1滴茶树精油于护垫上，可消毒保持清洁健康。

白带

芳疗经络图

督脉

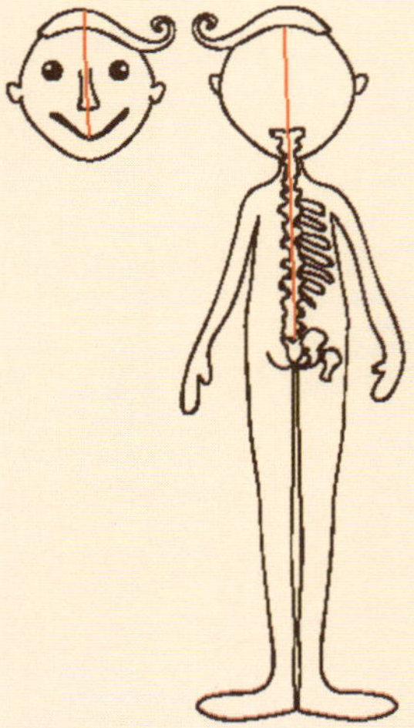

任脉

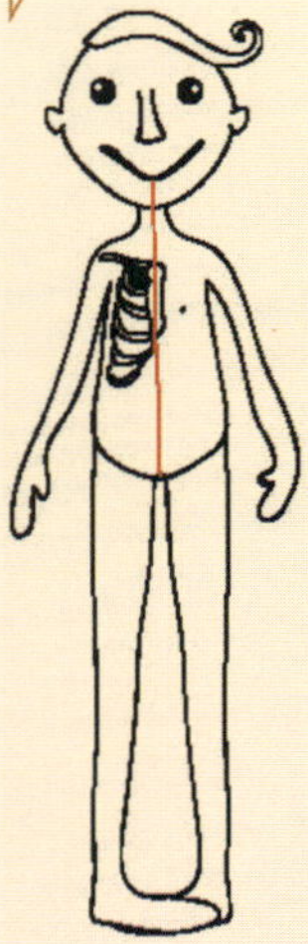

足阳明胃经

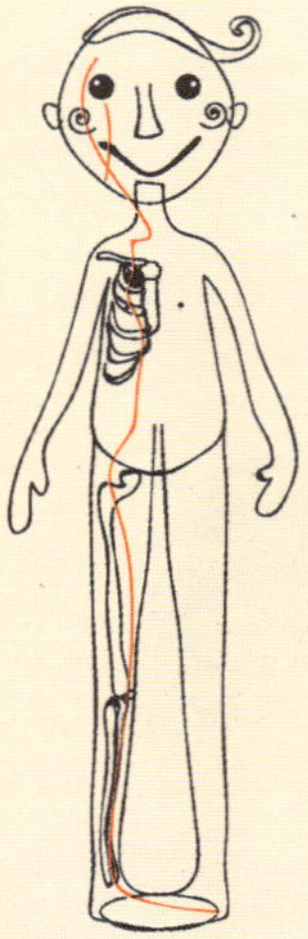

足厥阴肝经

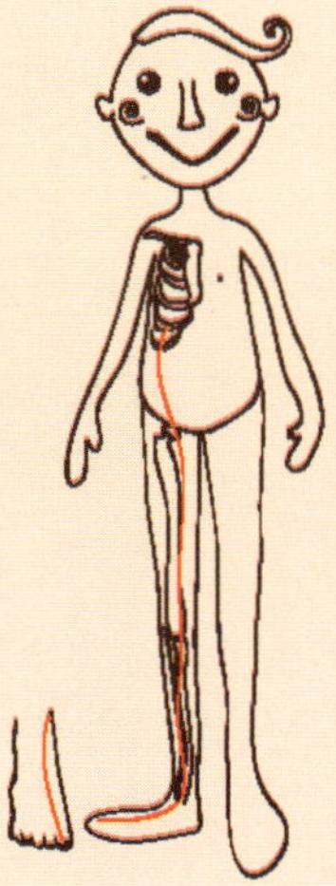

肾经

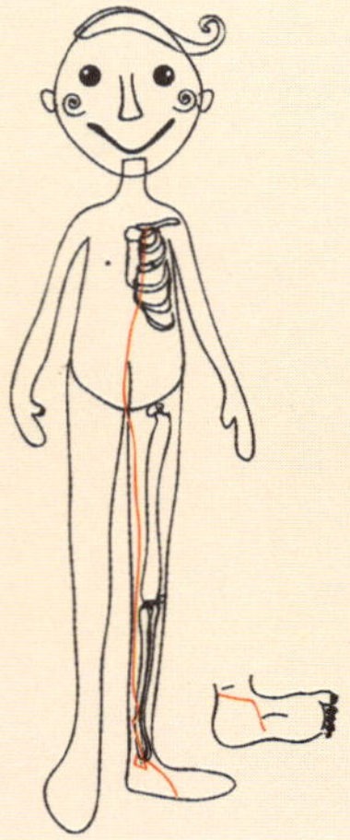

足太阴脾经

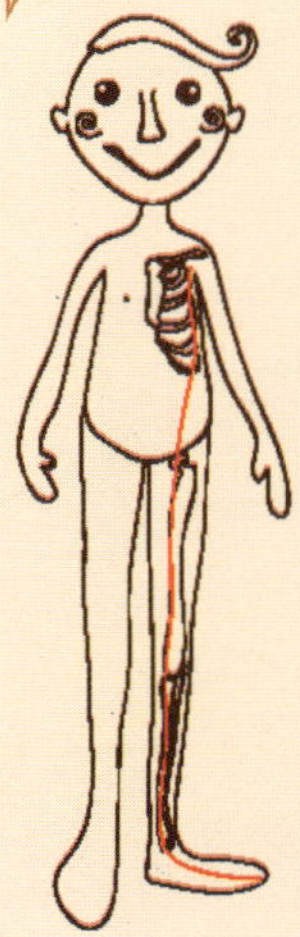

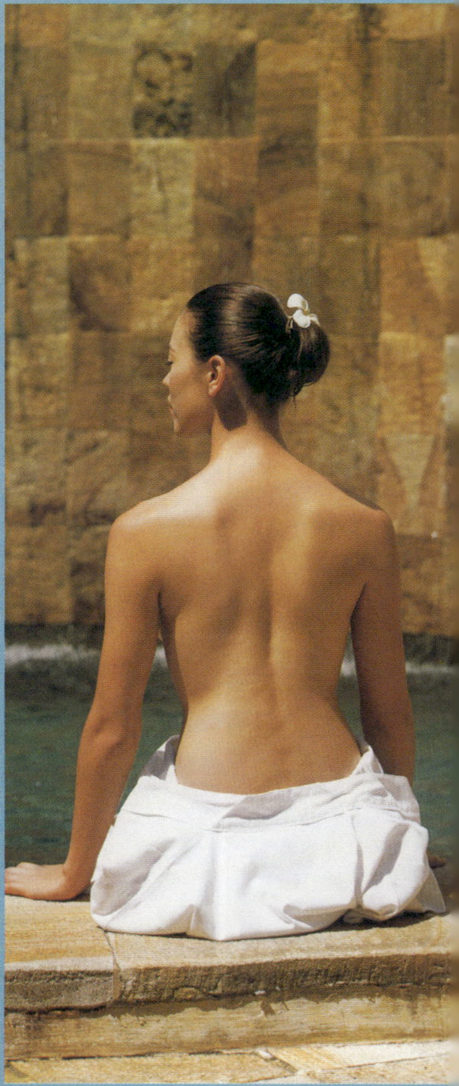

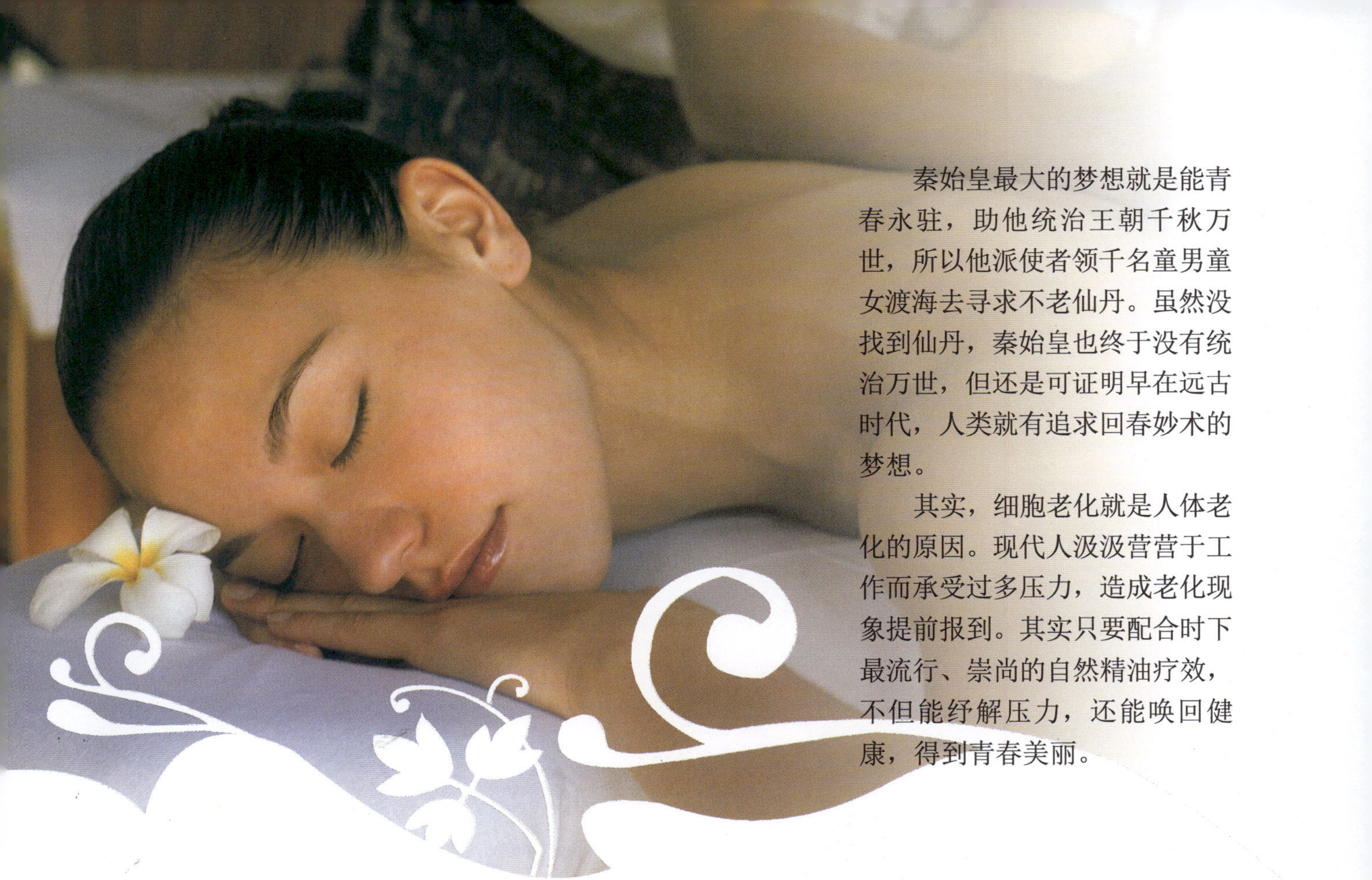

秦始皇最大的梦想就是能青春永驻，助他统治王朝千秋万世，所以他派使者领千名童男童女渡海去寻求不老仙丹。虽然没找到仙丹，秦始皇也终于没有统治万世，但还是可证明早在远古时代，人类就有追求回春妙术的梦想。

其实，细胞老化就是人体老化的原因。现代人汲汲营营于工作而承受过多压力，造成老化现象提前报到。其实只要配合时下最流行、崇尚的自然精油疗效，不但能纾解压力，还能唤回健康，得到青春美丽。

第九章 健康活力更年轻

1. 抗骨质疏松增活力
2. 及早预防老化现象
3. 挺直腰杆不驼背
4. 改善颜面神经麻痹问题

PART 1 抗骨质疏松增活力

症状

腰酸背痛、行动不便、关节变形、驼背、变矮、下背疼痛。

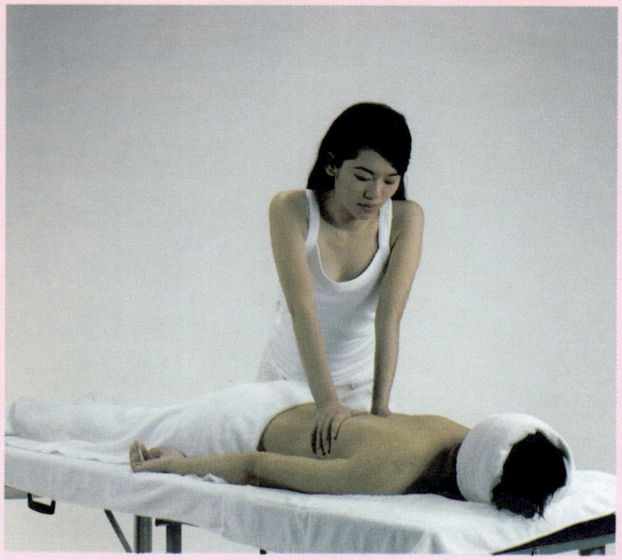

故事

张婶今年57岁了，从小在乡下人家长大，个性也相当保守传统。长大后父母主婚，将她许配给现在的丈夫。俗语说："嫁鸡随鸡，嫁狗随狗。"下嫁到务农的夫家后，张婶就一直无怨无悔地付出，汗水在大太阳下蒸发流逝，流逝了岁月青春，吃苦当吃补，就这样辛苦了大半辈子。

直到最近几年张婶发现自己的背很僵硬，还会习惯性抽筋，弯下腰便会疼痛咬牙，影响整个脖子跟腰部，这让平常在田里做事勤快利落的张婶，觉得就像绑手绑脚般的不适，这才赫然发现自己已经有骨质疏松的现象了。于是在芳疗师的建议下，她使用没药、乳香、天竺葵等配方的精油，做按摩舒压。现在张婶的背比较柔软，也不常抽筋了。

专家观点

骨骼会随着发育越来越强韧，也会随岁月越来越单薄脆弱。骨质疏松症是一种骨骼疾病，会使骨骼变得脆弱，容易发生骨折。要保持运动，多摄取钙、鱼肉、豆类和绿色蔬菜。

骨质疏松症保养精油

1. 没药精油
2. 乳香精油
3. 天竺葵精油
4. 胡萝卜籽精油
5. 欧白芷精油
6. 玫瑰精油
7. 檀香精油
8. 橄香脂精油
9. 牛膝草精油
10. 琉璃苣油

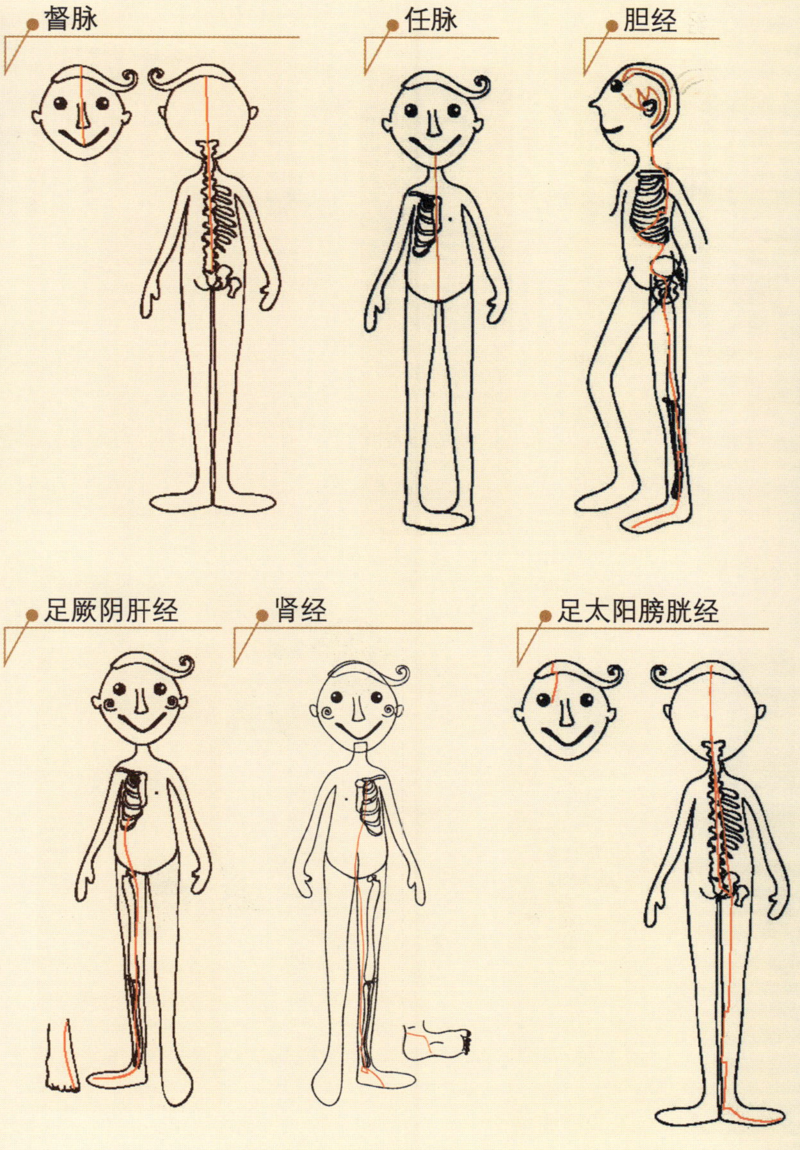

PART 2 及早预防老化现象

症状

头发变白、皮肤粗糙失去弹性、记忆力减退、老花眼、新陈代谢变差。

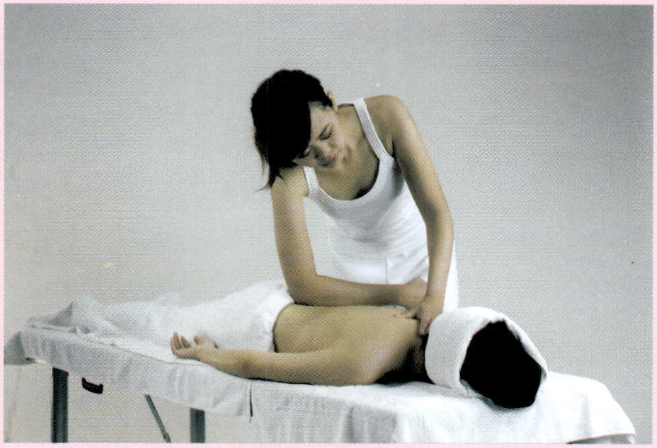

故事

84岁的黄女士，随着年纪增长，岁月赋予她智慧跟人生历练，却不留情地带走她的青春美丽和身体健康。头发雪白稀落，皮肤失去弹性光泽，鱼尾纹和老人斑是沧桑的见证。黄女士常常觉得看东西不清楚，精神不济、肠胃不适，长期下来甚感困扰。

于是在芳香师建议下，她使用七轮精油、橙花、水仙、玫瑰等精油。她在接受3~4次滋润保养后，解决了老花眼的问题，眼睛变得雪亮有神，现在看报纸再也不必把脸贴近才能看得清楚；也改善了长久消化系统的问题，胃口变好之后更能大啖美食。

体力恢复后，她能够精神抖擞地跟着年轻人游山玩水，享受人生，尤其人有精神后，气色红润变得更美丽了。

专家观点

可以在身边放置备长炭。备长炭具有防止氧化的能力，防止氧化就是防止老化。此外还要减少对油腻、油炸食物的摄取，身体自然健康有活力又有精神！

防老化保养精油

1. 七轮精油
2. 乳香精油
3. 没药精油
4. 水仙精油
5. 橙花精油
6. 欧白芷精油
7. 黑胡椒精油
8. 檀香精油

防老化

芳疗经络图

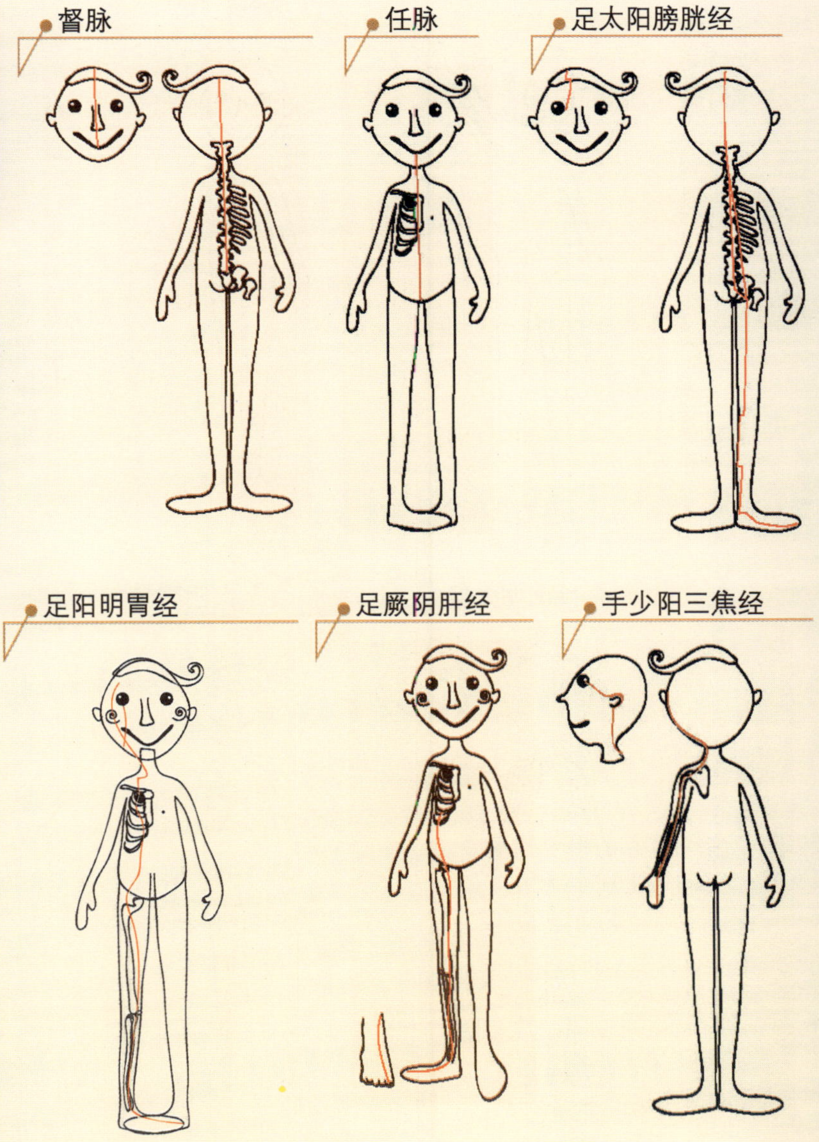

手少阴心经

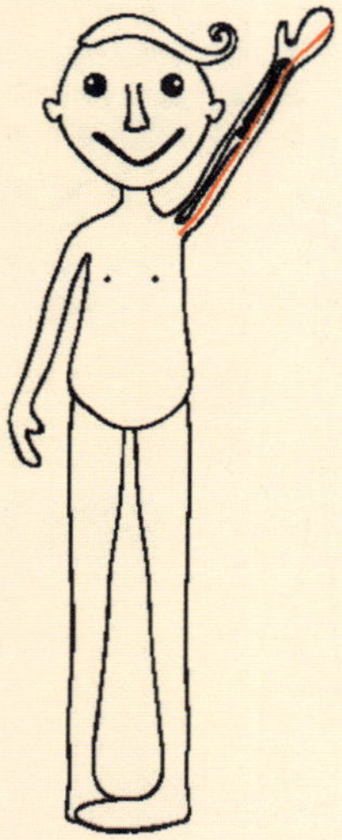

手厥心包经

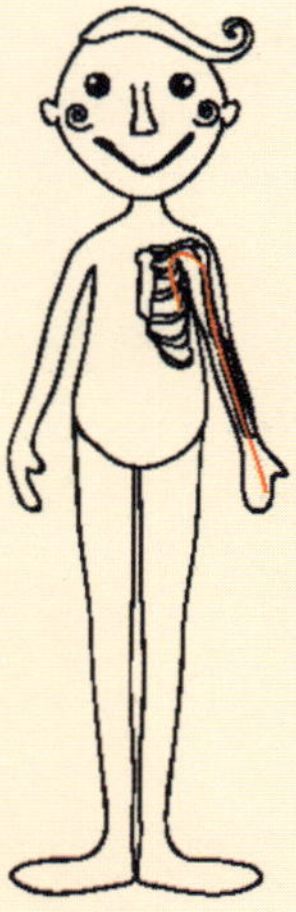

手阳明大肠经

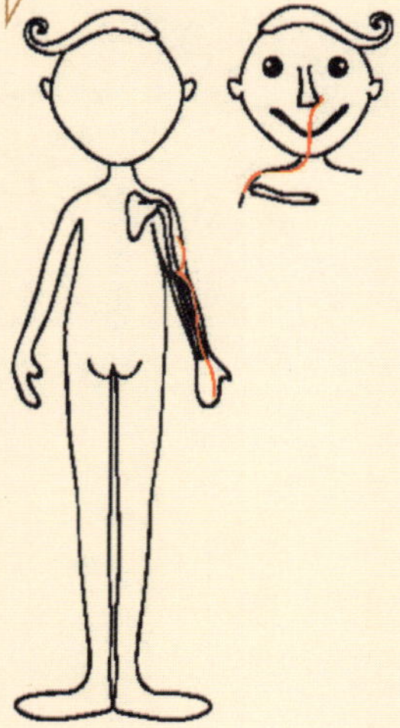

足太阴脾经

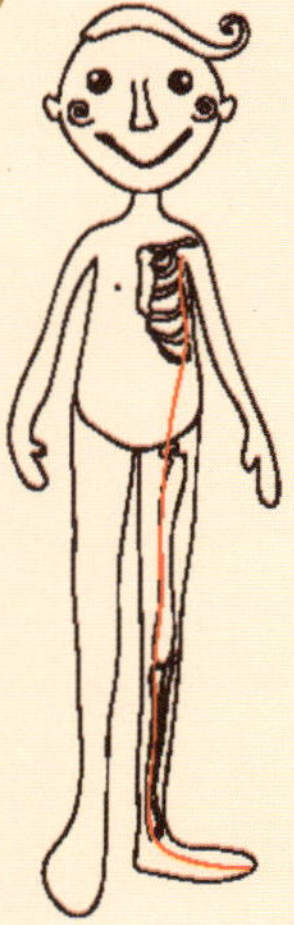

手太阴肺经

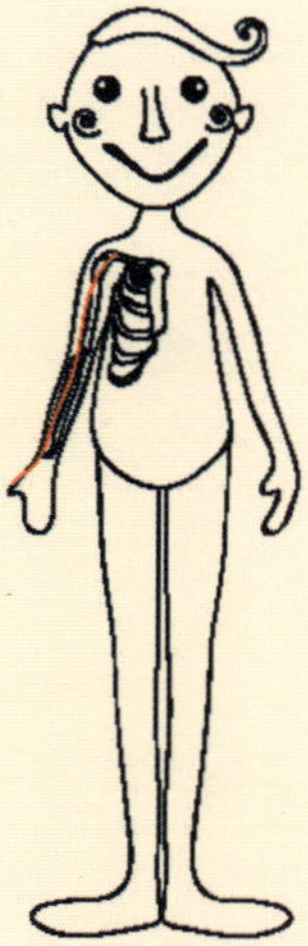

手太阳小肠经

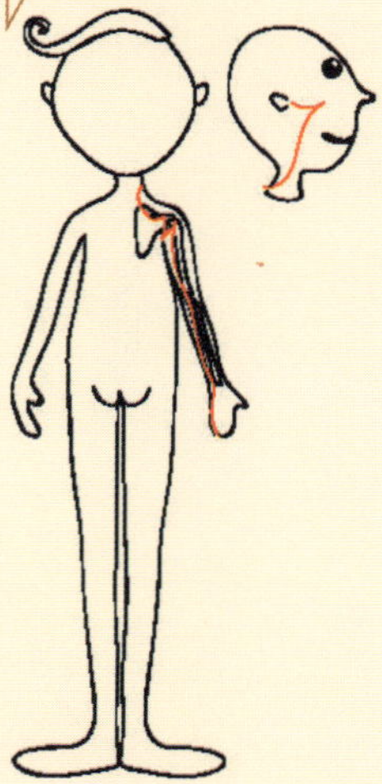

PART 3 挺直腰杆不驼背

症状

身体前曲驼背、坐姿站姿不良、腰酸背痛。

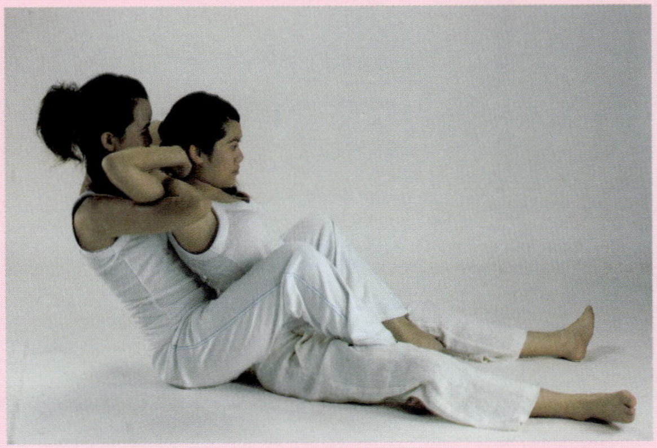

故事

51 岁的杨女士纵横商场，随着年纪增长，发现自己驼背的现象越来越严重。因长期姿势不良，走路姿势变得奇怪，坐姿也不好看，年纪已经越来越大的杨女士也开始出现腰酸背痛的毛病。她害怕到了更年期时，可能有提早关节退化的隐忧，于是下定决心想矫正驼背。

在芳疗师建议下，她运用龙马整背技术及经络调理，慢慢矫正歪斜的脊椎，一边配合紫苏、没药、乳香、绿花白千层、西洋蓍草、岩兰草、月桂、黑胡椒等精油的使用，达到深层松弛，进而滋补神经，终于在芳疗师细心保养之下得到改善。

现在杨女士已经矫正好驼背，走路时抬头挺胸．姿态变得优美，整个人看起来很有自信，不再是畏缩的模样；更令她高兴的是腰酸背痛的现象也得到了解决。杨女士认为在整个矫正过程中，她都觉得很舒服，并没有看整骨中医那种压力和疼痛，一切都在最自然无压力的情境下享受，其实这正是芳香疗法神奇的地方，让生理跟心灵都得到滋养。

抗驼背 使用精油

紫苏

植物科属： 唇形科，罗勒属。

概　　述： 紫苏树为矮小灌木，是常年生植物，宽宽的椭圆尖叶，花呈白紫色小花，其叶常用于烹饪。由于人们喜爱用它，夏季里，成群的蜜蜂总是绕着它打转。

萃取部位： 整株植物。

主要成分： 芫荽油醇、丁香酚、罗勒烯。

功　　效：

1. 治疗胃痉挛及肠胃方面的疾病。
2. 有刺激神经系统（先刺激再镇定中枢神经系统）的作用。
3. 可调解痛风及肌肉疼痛，促进血液流通。
4. 可降低尿酸，滋补神经。
5. 能有效帮助心灵上不安定感，是情绪的镇定剂。
6. 对鼻窦炎、气喘、支气管炎、流行性感冒很有助益。

使用方式： 按摩、沐浴、熏蒸。

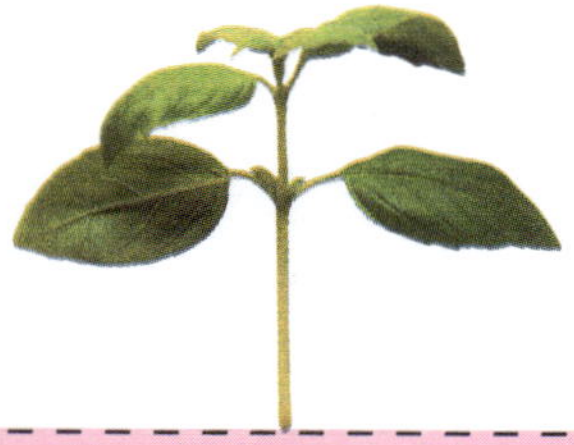

紫苏 / 精油的用法

1 助消化、克胀气

时常有消化不良、胀气状况的人，可使用。

配方与使用方法：

紫苏精油 3 滴、小茴香精油 2 滴、莳萝子精油 2 滴、薄荷精油 3 滴，做腹部肠胃的按摩。

2 向酸痛说再见

配方与使用方法：

紫苏精油本身是一个神经滋补剂，月经痛、肩膀酸痛等都可以用紫苏调配姜精油、榄脂香精油、丝柏精油来进行调理，可放松及减轻酸痛的感觉。

专家观点

多个胸椎椎体上下方的骨头正常发育受到阻碍。因胸椎椎体前方受力较大，使椎体变成轻度的楔形，让胸段的后凸变大，产生驼背。初期可配合护具的使用，以维持腰部和胸部的正常形态。

足太阳膀胱经

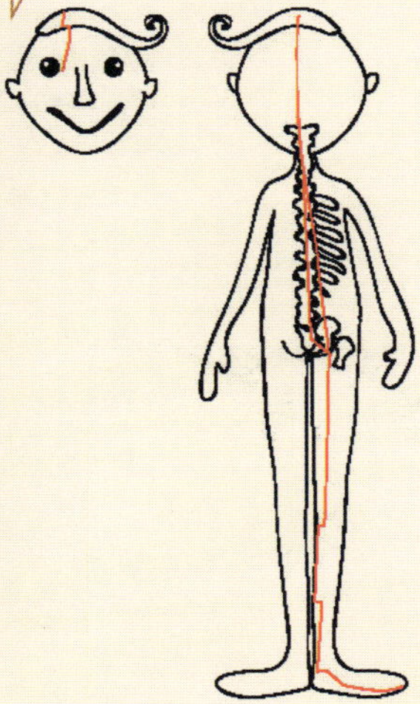

胆经

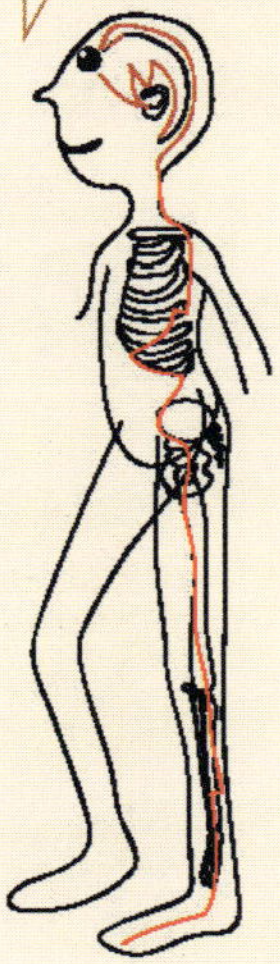

督脉

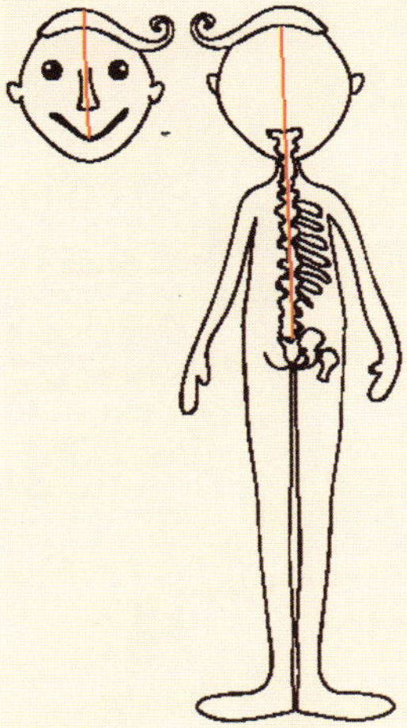

PART 4 改善颜面神经麻痹问题

症状

嘴歪、眼皮不能闭合、流眼泪，影响味觉及听觉。

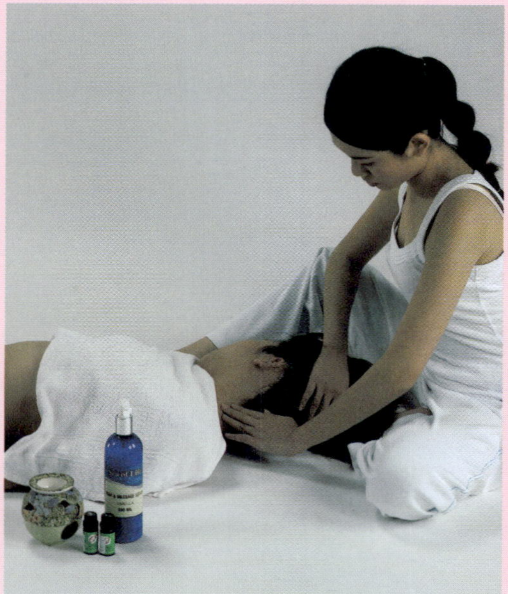

故事

39 岁的陈小姐，身为课长因而工作忙碌紧张。因疲劳再加上早年发生的一场意外车祸中，她不幸摔伤头部，造成眼部下垂及颜面神经不适的后遗症，还有味觉和听觉异常的隐忧，这让爱美的陈小姐感到很头痛。

芳疗师建议陈小姐，选用檀香、茉莉等精油配方，再配合经络及 FC12 点穴道疏通，按摩在眼周穴道、两颊疏通跟耳后迷走神经各处，可纾解压力和疲劳，达到安抚神经的效果。

目前，陈小姐在芳疗舒压后已经恢复，现在神情轻松温和，消除疲劳后工作更有事半功倍的成效。爱美的陈小姐最高兴的是解决了眼部下垂的困扰，让她变得更有自信、更迷人，而且也不用再担心味觉或是听觉缺损，影响享用美食跟事业表现。

近年来，芳香疗法渐渐普遍，配合运用于美容经络护理治疗上，让爱美的女性更是趋之若鹜，成为时下最流行的美容保养指标。

专家观点

保守疗法有服用类固醇、活性维生素、血液循环改善剂及物理疗法如按摩、超激光镭射、红外线照射、超短波、颜面肌肉运动练习等。芳疗师建议使用檀香、玫瑰、丝柏、月见草等精油，按摩涂抹于脸部 8 条经络，督、膀胱、大肠、小肠、三焦、胆、胃经等经络部位。

督脉

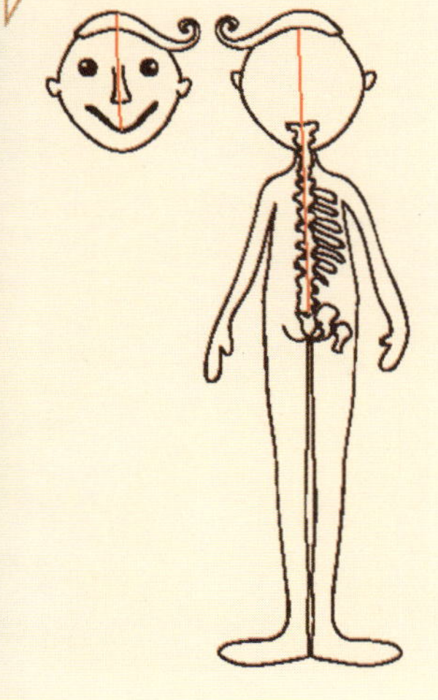

任脉

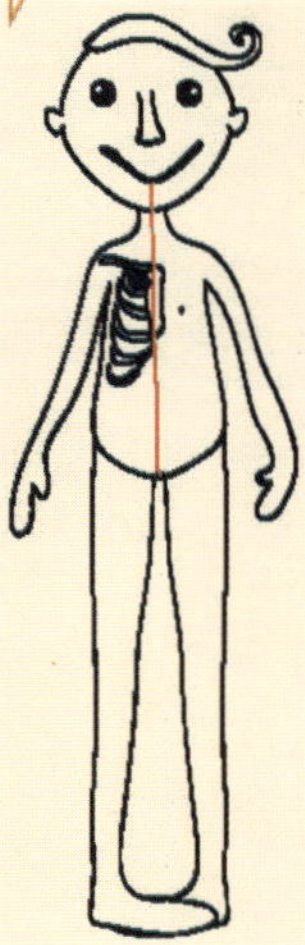

足太阳膀胱经

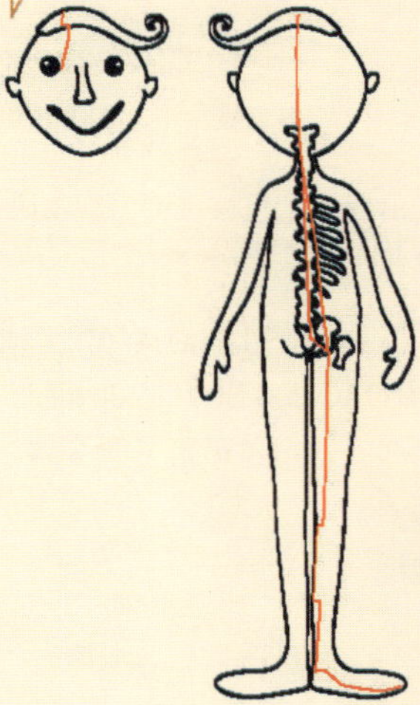

手阳明大肠经

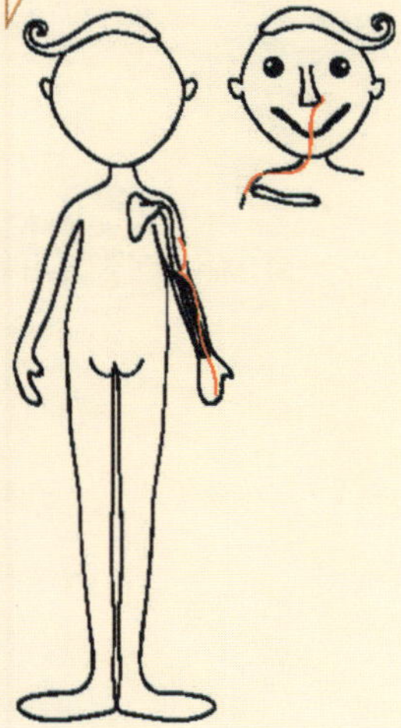

手少阳三焦经

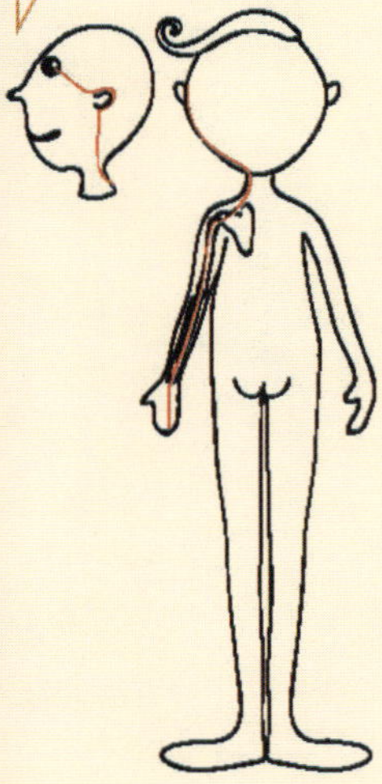

足阳明胃经

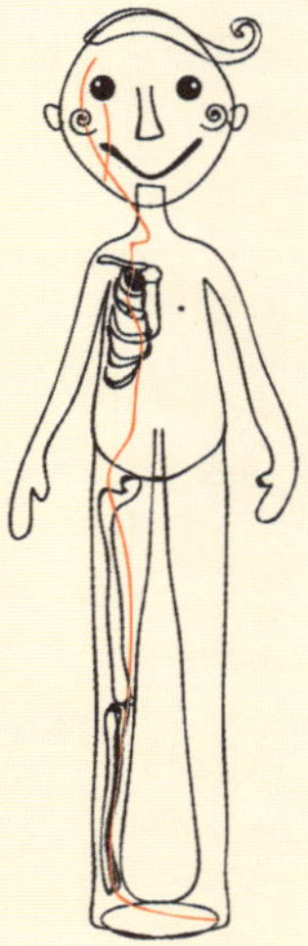

胆经

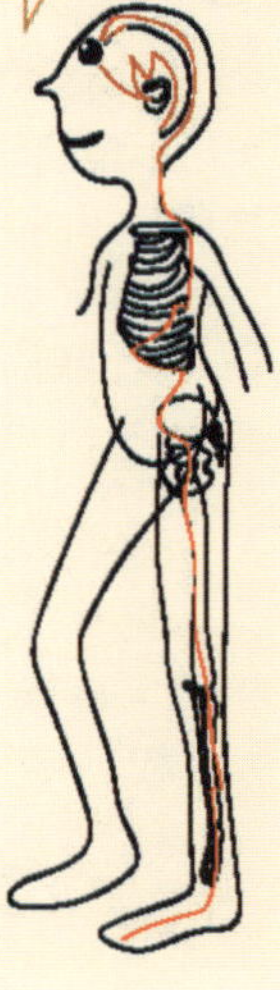

手太阳小肠经

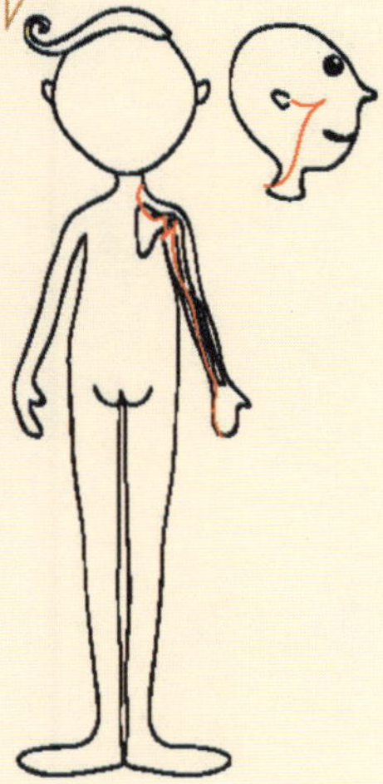

图书在版编目（CIP）数据

0到100岁的经络芳疗/黄惠琦，李姿颖著.—重庆：重庆出版社，2009.7
ISBN 978-7-229-00621-1

Ⅰ. 0… Ⅱ. ①黄 ②李… Ⅲ. 植物香料—保健—方法 Ⅳ. R161

中国版本图书馆CIP数据核字（2009）第061562号

版贸核渝字（2009）第49号

0到100岁的经络芳疗

0 DAO 100 SUI DE JINGLUO FANGLIAO

黄惠琦　李姿颖　著

出 版 人：罗小卫
责任编辑：李　子　慕　蓓
责任校对：何建云
封面设计：小　桃

重庆出版集团
重 庆 出 版 社 **出版**

重庆长江二路205号　邮政编码：400016　http://www.cqph.com
重庆出版集团印务有限公司印刷
重庆出版集团图书发行有限公司发行
E-MAIL:fxchu@cqph.com　邮购电话：023−68809452
全国新华书店经销

开本：889 mm × 1 194mm　1/20　印张：6　字数：80千
2009年7月第1版　2009年7月第1版第1次印刷
ISBN 978-7-229-00621-1

定价：22.00元

如有印装质量问题，请向本集团图书发行有限公司调换：023−68706683